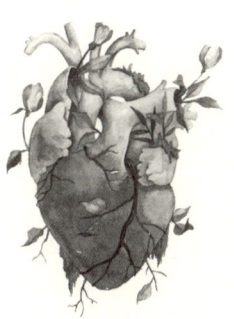

amadas

amadas

Fernanda Braite

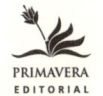

PRIMAVERA
EDITORIAL

Agradecimentos

À Zulmira e à Domênica, por toda a sinceridade e simpatia. Agradeço a abertura e disponibilidade com que me receberam e peço desculpas, pois sei o quanto doeu terem que acessar algumas dessas lembranças. Obrigada por me confiarem suas histórias. Pelo menos por uma jornalista, eu garanto que vocês são amadas.

SUMÁRIO

Prefácio, 9
Introdução, 15
Álvaro, 17
Margarida, 19
Zulmira, 25
Valéria, 69
Zulmira, 103
Domênica, 157
Fernanda, 247
Posfácio, 277

Prefácio

Esta obra que você tem em mãos é um livro instigante, que prende a sua atenção do início ao fim e faz você torcer pelas personagens. Sabe aquela sensação de estar em uma montanha-russa, prevendo que virá a parte alta e, embora não se queira chegar lá, sente uma adrenalina intensa seguida de uma calmaria? E aí você pensa: *Ufa, acabou!* Mas, de repente, o carrinho volta a subir ainda mais alto e tudo começa novamente até que, no fim, depois de altos e baixos, você se sente leve e feliz por ter passado por esse desafio. Foi assim que me senti lendo este livro. Adentrei nas histórias das personagens; muitas vezes, me senti tomando um cafezinho com bolo de fubá com a Zulmira, enquanto ela me contava, em um tom animado, seus "causos" e como a sua vida era sofrida, falando de maneira divertida sobre situações que devem ter sido penosas, escondendo o sofrimento ao retratá-las com leveza e ingenuidade.

É comum que pessoas que vivem relacionamentos abusivos aprendam a rir da violência que sofrem, ou a justificá-la, porque já estão tão acostumadas a esse tipo de situação que passam a enxergá-las como algo normal. Quando outras pessoas cometam: "Nossa, chato o que ele disse de você na frente de todo o mundo", a pessoa que vive a relação abusiva justifica: "Ah, mas é a forma que a gente têm de se comunicar, não é para tanto. Fazemos esse tipo de brincadeira o tempo todo". Essas justificativas são usadas para aliviar a dor ou até mesmo para camuflá-la. Além disso, enxergar a realidade acarretaria tomar uma atitude, que, muitas vezes, a pessoa ainda não esteja preparada.

Outro motivo pelo qual as mulheres permanecem em relacionamentos assim talvez se deva às frases ouvidas e assimiladas ao longo da vida sobre o que é o amor: "O casamento deve ser para sempre, mesmo que não seja bom" ou "O juramento de amor eterno feito no altar deve ser mantido" ou, ainda, "O amor verdadeiro tudo suporta". Pensando assim, a relação se torna inquestionável, logo, a opção é apenas aceitá-la, submetendo-se a ela para o resto de sua vida.

Para contribuir com essa ideia, o amor que dói é aclamado nos livros, nas músicas e na cultura em geral. Aquele amor que tudo supera, a mocinha que sofre de amor pelo mocinho, mas, no final, vive feliz com ele para sempre;

o clássico conto "A Bela e a Fera", que nos traz que o amor verdadeiro é capaz de mudar um monstro (homem); as músicas, que reforçam que situações como abandono, perdas e desencontros são apenas consequências de amar demais ou meras brigas de casal e, portanto, aceitáveis. Muitos filmes e canções reforçam a ideia de que, para amar ou viver um amor verdadeiro, é necessário passar por um momento de precariedade, tristeza e dificuldade e que, apenas ao superar *tudo* isso, o amor se torna, de fato, real. Ou seja, quanto mais doloroso, mais satisfatório é esse amor. Essas obras também descrevem o ciúme como componente e o defendem — por mais cego, controlador ou violento que seja —, como demonstração de um amor grandioso.

Assim, tudo faz parte de uma única engrenagem — sofrimento, amor, perda, abandono, ciúme e posse —, peças de uma máquina perfeita para produzir vários tipos de violência. Embora em algumas relações a violência aconteça de forma mútua, é muito mais comum que mulheres sofram violência de todos os tipos que homens — isso é fato. E uma das coisas que mais as tornam vulneráveis é um valor ensinado desde o seu nascimento: o de que a função da mulher é se casar e constituir família. Esse papel a ser obrigatoriamente desempenhado era inquestionável até pouco tempo atrás. E embora nós, mulheres, estejamos galgando espaços na sociedade, ainda é preciso conquistar muitos direitos para alcançarmos uma posição de igualdade com os homens.

Associar amor à dor, ao ciúme ou à posse faz com que mulheres, e também os homens, permaneçam em relações abusivas. Acreditar que, para viver algo bom, é necessário passar por coisas ruins, ou que só se aprende na dor são crenças equivocadas que podem levar algumas pessoas a viver em um eterno sofrimento à espera que sua sorte mude, sem se darem conta de que podem – *e devem* – mudar a sua própria sorte, ao menos no que se refere a um relacionamento.

Outro ponto importante a destacar é que casais inseridos em relações disfuncionais também têm filhos, e esses filhos podem aprender e até mesmo repetir o mesmo padrão de relacionamento amoroso. Já ouviu aquela expressão "passado de pai para filho"? Os filhos convivem na maioria do tempo com seus pais, que são para eles como um espelho, o que pode fazer com que repliquem os padrões aprendidos em casa. No entanto, quando uma pessoa consegue olhar para si e passa a questionar esses modelos aprendidos, ela também pode deixar de repeti-los e começar a viver uma relação saudável.

O processo de psicoterapia ajuda homens e mulheres a se questionarem sobre os relacionamentos que estabelecem, a entender por que eles são dessa maneira e o que é possível fazer para modificar a maneira de se relacionar com o outro. Grupos de ajuda mútua, como o MADA, também auxiliam as pessoas a refletirem sobre essas relações abusivas e promovem acolhimento entre os seus membros, acolhimento que, muitas vezes, falta dentro das próprias famílias.

É importante que as pessoas percebam que o amor não precisa ser uma missão ou algo desafiador, que ele pode ser leve e que deve ser *um* dos pilares da sua vida, não o único. Se você só tem um pilar e ele desaba, como você se sustenta? Agora, ao construir vários (amizades, trabalho, sonhos, projetos), se um cai, os outros seguram a estrutura. Por isso é preciso ter mais relações – e de todos os tipos –, que também sejam pilares em nossa vida.

Escuto histórias como as de Zulmira, Margarida e de outras mulheres, contadas no livro, há mais de dez anos em meu consultório e no Hospital das Clínicas de São Paulo. Muitas vezes, o papel do terapeuta é ajudar essas pessoas a encontrarem ou construírem outros pilares, minimizando a centralidade e a responsabilidade de um só pilar para segurar todo o edifício.

Neste livro você encontrará relatos de pessoas que tinham seus primeiros pilares, as relações familiares, estremecidos, que foram mal "concretados", deixando em seu interior lacunas que, ao longo da vida, essas mulheres tentaram tapar, não restaurar. Quando iniciam a relação amorosa, muitas vezes delegam a função ao par de ser o tapa-buraco. E por um tempo até dá certo, porém como apenas tapa, mas não preenche, o medo do outro ir embora e esse buraco voltar a aparecer faz com que as pessoas aceitem tudo, ou quase tudo. O papel do terapeuta é ajudar na construção de outros pilares, ou, quando possível, ajudar a pessoa a preencher as lacunas dos seus pilares.

Pilares preenchidos são mais fortes, e se tiver outros para ajudar na sustentação, melhor ainda.

O interessante é que, às vezes, esses edifícios são herdados de outras pessoas que não fizeram essa restauração, então não aprendem o porquê de restaurar e tratar dos seus pilares para que fiquem fortes. Entretanto, com o conhecimento e autonomia, a pessoa pode ir preenchendo buracos e restaurando-os, modificando todo o casarão herdado em ruínas. E o aprendizado, por sua vez, será herdado no lugar das ruínas – e assim vai se difundir, criando relações mais saudáveis. Este livro mostra todo tipo de construção: as da geração que não cuidou e da geração que conseguiu preencher os buracos e restaurar seu edifício.

Espero que, assim como eu, você aprecie este livro. E que se aqui você busca uma luz no fim do corredor do seu casarão, seja bem-vinda; garanto que vários faroletes serão acendidos ao longo dos capítulos e é provável que, com eles, consiga ao menos enxergar seus buracos e quem já foi um tapa-buraco, e, então, tomar conta da sua obra, ou seja, da sua casa e da sua relação com suas lacunas.

> **CÍNTIA SANCHES** é psicóloga e especialista em amor patológico do Instituto de Psiquiatria do Hospital das Clínicas da Universidade de São Paulo (FMUSP) no ambulatório PRO-AMITI, que atende casos de amor patológico e ciúmes excessivos. Também é psicodramatista pela Federação Brasileira de Psicodrama (FEBRAP).

Introdução

O TÍTULO DESTE LIVRO É, EM SUA ORIGEM, UM trocadilho. Este é um livro escrito para mulheres que amam demais anônimas: à madas. Para que elas se inspirem e busquem a superação, lendo a história dessas madas que, por não serem anônimas, me contaram suas histórias.

Ele também é o adjetivo que toda mulher dependente de relacionamentos busca. Ela quer, antes de qualquer coisa, ser amada pela família, companheiro e amigos. Mas o que descobre, ao lidar com suas dependências, é que o verdadeiro caminho para a liberdade é ser amada por si mesma.

E é, por fim, o que toda mulher merece ser.

A história deste livro é real e foi relatada para a jornalista e escritora Fernanda Braite.
Os envolvidos tiveram seus nomes alterados para garantir a privacidade.

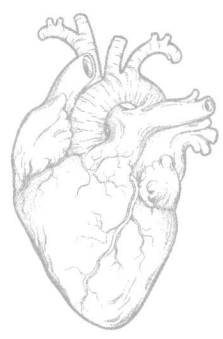

Álvaro

Ela morreu nos braços dele. Seu nome, seu rosto ou sua personalidade, ninguém saberia dizer. Mas se sabe que foi nos braços dele, com dezenove anos, pouco tempo depois do casamento. Ela já estava condenada antes mesmo de se casarem: câncer na garganta.

E o noivo, um rapaz de família espanhola que morava na Praça Silvio Romero, tinha dezoito anos e já era viúvo.

Ela era de uma família tradicional, e os pais apoiaram o casamento. Parecia estar tudo perfeito. Mas então, o fim.

Álvaro Soares engoliu a tristeza pela esposa morta, pegou um caminhão e saiu pelas estradas de São Paulo.

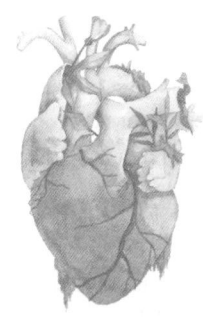

Margarida

Seu nome era Margarida José Ferreira. Vivia numa fazenda no antigo estado da Guanabara, que hoje corresponde à atual localização do município do Rio de Janeiro. Morava com o pai, a mãe e os irmãos.

Os pais eram de família portuguesa, e o pai, especialmente, tinha boa mão para os negócios. Eles já haviam vendido e revendido vários terrenos, até o momento que o pai resolveu montar um restaurante na beira da estrada, na cidade de Bananal.

Aquela era uma época em que todos os casamentos davam certo. Não porque eram felizes, mas porque o divórcio não era uma opção. Uma mulher divorciada era tão mal-vista como uma garota de programa.

Se um casal se divorciasse, os comentários que se ouviam eram: "O que a esposa deixou de fazer para que isso acontecesse?". Ela podia não saber cozinhar direito, não saber cuidar da casa ou ter "feito" o marido traí-la por não ser uma boa esposa. E se você fosse casada, o conselho era: jamais seja amiga ou deixe que alguém da sua família chegue perto de uma mulher divorciada; elas não têm moral e podem querer se envolver com seu marido. Era praticamente um exílio social.

Os pais de Margarida eram casados – e ficaram casados pelo resto da vida. Algo em sua infância a fez crescer com uma única regra: "Jamais fale mal do seu esposo, não importa o que ele faça".

O pai era mulherengo. Traía a mãe de Margarida com tantas mulheres que ela perdeu as contas. Até a cantora Aracy de Almeida, aquela mulher que diziam ser feia de doer, que mais tarde foi jurada do programa de calouros do Silvio Santos, já tinha sido amante de seu pai.

Aos dezesseis anos, Margarida estava trabalhando no restaurante quando um moço muito bonito apareceu. Ele era caminhoneiro e vinha de São Paulo. No dia seguinte, a notícia de que o paulista tinha raptado a filha do dono do restaurante corria a cidade.

Era isso: ela tinha ido embora, no caminhão do moço bonito, e estava em São Paulo. O nome dele era Álvaro Soares, e ele enviuvara recentemente. Margarida estava a cada dia mais encantada com ele, e mais ainda em conhecer a cidade.

Obviamente, uma moça não sai com um estranho desse jeito. A história virou um escândalo em Bananal, até que o delegado da cidade, que era amigo do pai de Margarida, mobilizou a polícia para encontrá-la. Não tardou para ela e Álvaro serem levados para uma delegacia.

Lá, Margarida encontrou o pai, colérico.

— Você vai se casar com ele! — disse o pai, raivoso. — Filha minha não foge sem casar!

Quem era Álvaro, como ele era ou o que fazia não estava em questão. O importante era ela não ter a imagem destruída por fugir com um homem e não se casar com ele. O delegado chamou Margarida, a mãe e o pai em uma sala, e perguntaram se ele havia tocado nela.

— Ele fez mal pra você? — perguntaram pra ela, incessantemente.

Não fizera. Por "fazer mal", entendia-se ter relações sexuais. Esse termo era usado, mesmo se a moça consentisse com a relação. Mesmo se ela *pedisse* para estar com o homem. Uma moça de família não poderia querer isso. Logo, a expressão usada era sempre "ele fez mal pra moça". A questão era: se ele tivesse tocado em Margarida, ele seria obrigado a se casar com ela. Não haveria denúncia sobre assédio ou estupro, e sim um feliz casamento.

Margarida só o conhecia havia poucos dias, mas estava muito apaixonada. Ainda não tinha acontecido nada entre eles, mas ela sabia que o pai não a deixaria voltar depois de toda a cidade ter ficado sabendo que ela fugira com o paulista. E se ela dissesse que ele tocara nela, ela ficaria com ele para sempre. E ela moraria em São Paulo!

— Sim. Ele já me fez mal.

Álvaro nem tentou negar. Também estava achando legal a ideia de se casar de novo. Diminuiria a dor da perda, pelo menos. E uma esposa seria útil em diversos aspectos.

Casaram-se na mesma hora, lá mesmo, na delegacia, na presença dos pais de Margarida e do delegado.

Com relação à sua história, Álvaro sempre dizia que Margarida foi catada a laço, no mato. Não demorou muito tempo para que ela mesma se sentisse como um bicho que havia sido caçado. A cidade de São Paulo era muito bonita, e o irmão do recente marido mostrara tudo que São Paulo tinha: as principais ruas, os bairros, a grandeza da cidade. Mas tudo era tão diferente de Bananal que ela se sentia como um peixe fora d'água.

No início, ficara maravilhada. Mas, com pouco tempo de casamento, Margarida percebeu que as coisas não seriam tão fáceis. Álvaro tinha um sério problema com bebida. Ficava violento. Às vezes, violento demais. Mas ela seguia a regra de aceitar e amar o marido como ele fosse.

Seu sogro dera uma casa para eles morarem, e não demorou para que Margarida ficasse grávida. Já estava com a barriga proeminente quando começou a sangrar. Não sentiu dor, não passou mal. Algo estava errado. Estava grávida; não deveria sangrar. Mas sangrou. E foi assim que perdeu o filho.

Mas não perderia os outros. Em 1949, deu à luz à filha Zelina. No ano seguinte, nasceu Zulmira. E no seguinte, Rubens. Margarida teve três filhos em três anos, e não parou por aí. Em 1954 viria Ricardo; em 57 viria Zaíra; em 62, Zilmara; e, por fim, em 64, Renato. Todas as meninas teriam nomes começados com Z, e todos os meninos teriam nomes começados com R. O motivo: Álvaro gostava do Zorro. Então, Z e R eram letras que o marido apreciava.

Faria *tudo* de acordo com o que ele queria, afinal.

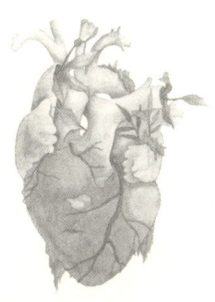

Zulmira

AQUELE PORÃO AINDA INVADIA OS SONHOS DELA, mesmo depois de mais de cinquenta anos. Aquele lugar vinha como uma assombração encarnada, lembrando tudo de ruim e assustador que existia no seu mundo. Se pudesse, Zulmira colocaria aquele lugar dentro de uma caixa preta e jogaria em alto-mar, para que nunca mais pudesse voltar. Mas as ondas sempre traziam o porão de volta. O que acontecera lá? Tudo que se pode imaginar. Ratos. Violência física. Violência sexual. Fome.

Zulmira nasceu dia 9 de julho de 1950. Mas a memória mais antiga era de um dia em que acordara no colo do avô. Era a primeira lembrança, aquela que, de tão antiga, nos dá a impressão de ter sido o momento que começamos a viver. Não existia nada antes disso: ela acordou no colo do avô e recebia carinho. Um carinho maternal que ela não ficaria acostumada a receber, pois nunca mais receberia.

Ela não se lembrava de uma época em que o pai não bebesse. Mas lembrava que eles viviam numa casa em Pinheiros, que o avô havia comprado para eles. O pai trabalhava como motorista na Superintendência do Hospital das Clínicas, com o Dr. Enéas de Carvalho Aguiar. O superintendente seria um médico famoso, que daria o nome à Avenida do prédio dos ambulatórios, onde se concentra a maior parte das especialidades médicas do hospital. Já o pai de Zulmira não teria uma ascensão tão nobre em sua profissão. Álvaro Soares era motorista particular da ambulância.

Certo dia, o pai de Zulmira bebeu mais do que o costume e, na Avenida Rebouças, o automóvel que deveria servir para salvar pessoas teve sua função invertida: com um paciente dentro da ambulância, Álvaro atropelou e matou uma senhora idosa.

O castigo ao infrator foi óbvio: Álvaro foi demitido, perdeu a carta e também a casa, para pagar a indenização.

Foram morar em uma casa rosa, que Zulmira tinha certeza de que era mal-assombrada. Pelo menos era o que os irmãos falavam. Diziam que passavam assombrações pelas paredes. Naquela época, o Itaim Paulista era todo de se assustar: em meio ao mato, povoado por cobras e escorpiões.

A casa não tinha privada, só uma fossa. E, para beber água, tinham de tirar do poço.

— Vou fechar isso até eu voltar! — dizia a mãe. — Não quero vocês mexendo nesse poço!

A mãe travava o poço e ia trabalhar, conseguir o único sustento que a família tinha. Ela cozinhava para uma pensão de manhã até o horário da janta. Chegava muito tarde no Itaim, depois de pegar o trem.

Margarida trabalhava muito. Zulmira lembra que foi dentro daquela casa rosa que a mãe deu à luz sua irmã Zaíra, a quem apelidariam carinhosamente de Brigitte, porque a mãe lhe fazia trancinhas iguais às da atriz Brigitte Bardot.

Era dia 10 de julho de 1957, e esse era o quinto filho de Margarida. A mãe foi trabalhar no dia seguinte ao dar à luz. Margarida teve o bebê, mandou a filha mais velha jogar a placenta na fossa e foi trabalhar.

Zulmira tinha cerca de sete anos nessa época. Ela e os irmãos tinham muita sede, mas não podiam pegar água, pois, como dito, a mãe travara o poço. Para buscar água no vizinho, era preciso atravessar um bambuzal. E sabe-se lá que tipo de bichos poderia enroscar na perna dela no caminho! Bichos venenosos! Era melhor passar sede, o que a garota fazia até que a mãe voltasse do trabalho tarde da noite.

Zulmira não viveu muito tempo na casa rosa. Ela não saberia dizer se viver pouco tempo lá foi uma sorte ou não. Quando saíram, foram morar no lugar que seria o lar de Zulmira até os catorze anos: o porão.

Ficava na Rua E. S., número 1025. A casa ainda existe: uma casa comprida. Mesmo depois de tantos anos, ela continua ali. Hoje em dia, parece que houve uma reforma, e o porão onde viveu durante sete anos virou uma garagem.

A casa era do irmão do pai de Zulmira, que cedera o porão para Álvaro, mulher e os cinco filhos morarem. O lugar tinha apenas uma porta e uma janela. A rua ficava em frente ao pátio do colégio Zalina Rolim, perto da Igreja São Pedro. Quando se mudaram, a família de Zulmira era composta pelo pai, a mãe, a irmã mais velha Zelina, ela, o irmão Rubens, o irmão Ricardo e a pequena Brigitte.

O terreno da casa do porão era grande, com mil metros quadrados. Dois irmãos de Álvaro ficaram com a casa: tio Fabiano morava na parte de cima, e tia Anabel morava na parte de baixo. O porão, muito pequeno, ficava embaixo de tudo. O acordo foi que Álvaro moraria no porão de Fabiano e usaria um pedaço do quintal de Anabel. Tio Fabiano construíra, então, um muro, para que ninguém da família de Álvaro subisse para sua casa. O pai de Zulmira se alterava com isso, pois achava que, por serem uma família, não deveria existir esse tipo de divisão. As brigas eram cada vez maiores e se tornaram comuns na vida da menina.

A família de Zulmira, portanto, se restringia ao porão escuro, onde não havia televisão, geladeira nem gás. A única geladeira que eles tiveram era uma caixa de madeira. As crianças tinham de pegar blocos de gelo na rua, que o caminhão de leite deixava cair. O leite, levado em garrafas de vidro, chegava num caminhão cheio de imensos blocos de gelo, que as crianças pegavam para colocar dentro da caixa de madeira e improvisar a refrigeração.

Nessa época, a mãe lavava as roupas da pensão que trabalhava. Zulmira ajudava a lavar as colchas. A espuma e o tecido formavam bolsas de ar na colcha mergulhada na água, e era bonito de ver.

Pouco tempo depois, a mãe saiu do trabalho da pensão e foi trabalhar na Comgás, empresa distribuidora de combustível. Álvaro não trabalhava. Ficava em casa, geralmente bebendo.

Zulmira tentou, mas novamente não conseguiu se lembrar de uma época em que o pai não bebesse. Assim como não recordava de uma época em que a mãe não apanhasse. Ela via a mãe apanhando: todos os dias, duas vezes por dia. De segunda a domingo, de manhã e à noitinha. Nem perguntava mais o porquê. Não tinha um porquê, geralmente. O pai bebia; a mãe apanhava, e era isso.

Zulmira e os irmãos também levavam muita surra. Álvaro batia em todo mundo, na verdade. Na mãe, nos irmãos, nela, nas pessoas que passassem na rua. Era simples: olhou feio para ele, ele batia. O pai era extremamente forte, e Zulmira nunca via meio algum de se defender. Ela percebeu que os alvos preferidos de seu pai eram pessoas mais fracas. Ele parecia bater mais nessas. A única que não levava surra era a irmã mais velha, Zelina. O resto do mundo parecia ser um grande saco de treino de boxe.

Apesar de apanhar de dia e à noite, Margarida sempre dizia às filhas que é preciso honrar o marido até debaixo da terra. Zulmira sentia que algo naquilo não parecia justo, mas também adotou a ordem como regra na sua criação.

A mãe começou a trabalhar também num restaurante da Tia Anabel, como empregada e cozinheira, e costurar botinhas para vender. Ela levava os mais novos junto, e Zulmira cuidava deles enquanto a mãe cozinhava.

Álvaro não queria que a esposa trabalhasse. Não suportava a ideia de ver a esposa saindo de casa, precisava beber água com açúcar todas as manhãs, com raiva por ela ter de sair. E foi assim, até o dia em que ele definitivamente proibiu Margarida de trabalhar, o que ela aceitou, sem contrariar.

Sem a renda da mãe, e sem o pai sequer procurar emprego, não demorou para que todos começassem a passar fome.

Margarida começou a tentar lavar mais roupa para pensões, pois pelo menos para isso ela não precisaria sair e não contrariaria o marido. Mesmo assim, não tinham dinheiro para alimentar o casal e os seis filhos.

Zulmira e os irmãos pegavam algumas trouxas de roupa lavada e entregavam na pensão, para ajudar a mãe com o serviço. Um dia, ela não soube se foi a fome ou o cansaço, mas a trouxa que carregava caiu de seus braços, bem em cima do barro. A mãe teve que lavar tudo outra vez. A roupa suja de lama era uma das imagens mais inalteradas na mente de Zulmira, como se alguém tivesse pintado esse quadro em sua cabeça no momento que a roupa se sujara.

Dos seus nove anos, Zulmira se lembra da dor e da sensação de abismo no estômago quando sentia o cheiro dos bifes que a tia fritava, no andar de cima, na casa.

Zulmira tremia, tamanha era a vontade. Pedia comida nos bares, na rua, mas nem sempre davam alguma coisa.

O irmão Ricardo, o quarto dos seis irmãos, saía para pegar cenouras ou verduras nos restos da feira, para tentar saciar a fome das meninas. Mas não era apenas a fome que incomodava. Na maior parte das vezes, Zulmira ia dormir faminta, molhada e suja. Vivia imunda. Desde muito pequena, não havia adulto que lhe dissesse quando ou por que precisava tomar banho, e ninguém que a limpasse. A sensação de dormir molhada era uma das piores, porque ela também sentia frio. Uma coisa a mais pra se sentir.

No dia 28 de dezembro de 1962, o dia amanheceu com um sol lindo. Zulmira escutava a música *Banho de lua*, que tocava em algum lugar, na rua. Eram 9h25, a manhã se agitava com o mormaço típico de dezembro, quando o pai veio e falou:

— Vai buscar a parteira, que sua mãe tá dando à luz! — gritou, agarrando um cabo de vassoura e ameaçando. — E se vocês vierem aqui, vão apanhar! Sai todo mundo!

Todos saíram, não sem antes levar umas tantas vassouradas. A irmã mais velha Zelina, Zulmira, Rubens e o irmão pequeno Ricardo, carregando a caçula Brigitte, foram andando depressa pela rua, pois mais um irmão estava nascendo. O sol estava magnífico, num céu azul sem nuvem alguma, e Zulmira ouviu a voz de Gilberto Gil, na música *Domingo no parque*, enfeitando o ar, do mesmo lugar que antes tocara *Banho de lua*. As crianças buscaram a parteira, e todos correram de volta pro porão.

Enquanto a parteira e o pai se ocupavam do parto, a caçula da família, que daqui a pouco perderia seu posto de mais nova, veio na direção de Zulmira, com os cabelinhos loiros em trança. Brigitte era bem loirinha e sempre fazia uma carinha de tristeza que comovia a irmã. Veio choramingando, pois estava passando mal de fome. Zulmira conseguiu umas moedas e saiu para comprar uma maçã para a irmãzinha.

Quando voltou, viu a mãe deitada, o bebê e o pai ao lado. Deu a pequena maçã para a irmã, que melhorou assim que comeu.

O bebê era outra menina, que se chamaria Zilmara. Anos depois, o pai registraria a irmã como se tivesse nascido no dia 28 de agosto de 1963. Zulmira ficou inconformada.

— Tica... — chamou a irmã, pelo apelido. — Você não nasceu nesse dia! Você nasceu numa manhã tão linda, uma manhã de verão...

Mas ela era a única que parecia se importar pela irmã estar registrada na data errada. Havia uma multa, que só foi extinta em 2001, que os pais deveriam pagar se levassem mais de quinze dias para registrar o filho. Em 1962 era mais fácil mentir sobre a data que o bebê nasceu que pagar pela falta de organização dos pais.

Zulmira estava estudando na escola Zalina Rolim, perto do porão. Foi estudar lá em 1962, para fazer o primeiro ano. Zulmira só se lembra do sapato azul-marinho, das meias brancas, da saia preguada e da gravata. O pai obrigava as filhas a usarem a gola alta até o pescoço, saia comprida até o pé e o cabelo longo, nunca cortado. Quem visse, poderia achar que era por questões religiosas, mas não era esse o motivo: o pai simplesmente não queria que saíssem de outro jeito. Na cabeça dele, as meninas nem poderiam estar indo à escola.

— Mulher não precisa estudar. Mulher tem que aprender a cozinhar, a costurar e a fazer flores — dizia ele.

— Fazer flores? — perguntou Zulmira.

— Sim, fazer rosas para vender. Vocês não precisam de estudo, quem precisa de estudo é homem. Eu não vou dar estudo pras minhas filhas pra depois entregar elas pra um homem qualquer!

Foi uma guerra conseguir chegar até o terceiro ano. Às vezes, tia Anabel conseguia dar uma escapada até o porão e arrumar as meninas para irem à escola. Ela cortava um pouco o cabelo de Zulmira e tentava diminuir a enorme saia. E Zulmira ia estudar, apesar de ter bastante dificuldade em aprender. As imagens da cortina, do tinteiro, da pena e das capas plásticas da carteira estão gravadas na memória dela: Zulmira adorava estudar, apesar das dificuldades e da lentidão do aprendizado.

Depois do terceiro ano, ficou impossível. O pai batia muito, e não parecia que a deixaria estudar nem um dia a mais que fosse. Zulmira saiu do colégio que estava e tentou fazer o quarto ano na escola Sesi, escondida do pai. Saía silenciosamente de casa, à noite, com a ajuda da mãe; atravessava o trilho do trem e ia até a Guaiaúna, onde o Sesi ficava.

Era estranho atravessar o trilho às escuras, como se fosse cometer um crime. Ficava imaginando o que o pai faria, ou quanto apanharia, se ele descobrisse que ela ainda estava indo pra escola. Mas não podia simplesmente parar na terceira série! A menina Zulmira queria fazer pelo menos a quarta série, para pegar o diploma. E assim foi, receosa e astuta como uma espiã, até que conseguiu terminar o quarto ano.

Quando acabou, havia uma prova de admissão. Em 1964, chamavam o período de quinta à oitava série de "ginásio", e era preciso ser aprovada para entrar na próxima série. Zulmira não passou na prova, o pai descobriu, e ela parou os estudos de vez.

Uma noite, Zulmira percebeu que havia um vulto na cama. Ela dormia em uma cama grande, junto com a irmã mais velha, Zelina. Não queria saber ou participar do que acontecia quando via esse vulto: na maioria das vezes, estava com fome, suja e molhada. Mas sentia a presença do pai na cama, com a irmã. Sentia a presença dele, e não sabia o que ele estava fazendo com ela.

Durante o dia, era fato que o pai ficava fazendo graça com a irmã. Zelina permanecia quieta, mas o pai sempre fazia gracinhas com ela. Zulmira começava a perceber por que a irmã era a única ali que não apanhava. Cinquenta anos mais tarde, ela olharia para trás e veria que a irmã teve um destino bem mais triste que o dela. Era melhor apanhar, no fim das contas.

Zulmira sentia o vulto, via as gracinhas, percebia o que acontecia. Mas essa era outra das coisas sobre a qual todos dentro da casa, ou melhor, dentro do porão, se calavam.

Quando Zulmira viu, tinha sangue escorrendo por suas coxas. Não sabia se devia se desesperar, ou não. A mãe nunca falara sobre isso. Mas o mesmo acontecia com a irmã. Era dia 14 de dezembro de 1964. A data ficou gravada, assim como a imagem do sangue e da sujeira, ambos grudados em sua pele.

Os anos se passaram assim, até o dia que o pai resolveu voltar a trabalhar, pois estavam todos passando muita fome. Depois de seis anos sem trabalhar, sem bicos nem qualquer outra atividade, o pai resolveu que era hora de voltar a se mexer.

Álvaro conseguiu a carta de motorista de volta, depois de muitos testes e provas para garantir que ele poderia voltar a dirigir. Com a carta em mãos, conseguiu trabalho na Companhia Municipal de Transporte Coletivo, a CMTC, na Vila Leopoldina. Depois de um tempo, ele foi transferido para o Jabaquara.

Ao ver que o filho tinha voltado a trabalhar, o avô de Zulmira, que não dera nada nesses seis anos, pois não queria bancar a inércia e o desemprego do filho, resolveu ajudar. Mas, conhecendo o filho que tinha, Benício Soares entregou o equivalente a treze mil reais em cruzeiros nas mãos de Margarida, para que ela comprasse uma casa.

Nessa hora, Margarida esqueceu aquele mote de obedecer a vontade do marido até debaixo da terra. Mesmo se ela precisasse ir para debaixo da terra, aliás, já não se importava: tomou a atitude que poderia ser considerada a mais revolucionária que tomaria na vida. Pela primeira e última vez, poder-se-ia dizer. Margarida pegou o dinheiro e comprou a primeira casa que viu na frente, sem consultar o marido.

Na época, com os treze mil, ela bem poderia ter comprado uma casa melhor que aquela da Rua Catarina, mas Margarida não quis saber. Esperar poderia significar perder aquela casa – e qualquer outra. Se ela desse tempo para Álvaro descobrir que o pai lhe dera dinheiro para uma casa, sabia que o dinheiro seria arrancado dela.

Quando contou a Álvaro, a casa já estava comprada. Isso não impediu que ele tentasse convencê-la a vender o imóvel. Margarida foi espancada tantas vezes, humilhada de tantas formas, agredida de tantos jeitos, que Zulmira achou que a mãe cederia e venderia a casa para dar o dinheiro ao pai. Mas não! Tantos anos de treino pareciam ter aumentado o limiar de dor de Margarida, ou, então, diminuído sua sensibilidade.

Álvaro queria vender a casa, pegar o dinheiro e morar de aluguel.

– Onde vou pôr meus filhos? Essa casa eu não vendo – ela dizia, friamente, antes de ser arrastada pelos cabelos.

Mas a casa não foi vendida. Margarida se mudou para lá com a família, onde mora até hoje. Ela e aquela casa estão juntas, muito depois da morte de Álvaro, muito depois da morte de quase metade de seus filhos. Margarida continua lá, e não venderá a casa jamais.

Zulmira não gostava da casa. Pelo menos era o que ela achava no começo. Ela já estava com catorze anos quando se mudaram.

A Zona Sul era feia. Apesar de agora terem uma casa e não morarem mais naquele porão escuro e horrível, o bairro onde o porão ficava era bem melhor que o que estavam agora. Pelo menos tinha água encanada, coleta de lixo. Zulmira se lembrava do coletor de lixo, quando era pequena, que passava com um burrinho de carga.

— Vem cá, Zulmira! Vem, Zelina! — ele chamava, ela e a irmã. — Tá vendo o burrinho?

Era um burrinho bem branquinho, e as meninas olhavam, maravilhadas.

— Se você colocar terra ou outro material no lixo, tá vendo como ele fica cansadinho? — continuava o coletor. — Aqui, só pode colocar papel, tá?

Ela sorriu ao lembrar do coletor, do burro e da rua onde morara.

Mas ela não podia reclamar. Pelo menos a casa que a mãe comprou era melhor que a casa de aluguel que eles estavam morando, por pouco tempo, no mesmo bairro. Eles moraram numa casa de aluguel enquanto se mudavam do porão, e era um horror. Agora, o bairro poderia ser ruim, mas a casa era deles.

Podiam ter tirado Zulmira do porão, mas jamais tirariam o porão de Zulmira. A escuridão daquele lugar a perseguiria aonde fosse. Apesar disso, ela tinha tido algumas vantagens por morar lá. No porão, Zulmira tinha desculpa para sair na rua, devido ao espaço pequeno que moravam. Conhecia as pessoas, tinha colegas no bairro, paqueras. Ali no Jabaquara, o que ela tinha? A casa. Só. O pai prendia todos, e ela ficava lá, enclausurada. Ao menos, no porão, ela podia sair escondido. Lá, não. Todas as portas e chaves eram usadas para manter todos lá dentro.

Nenhum contato com o mundo era permitido. As chaves trancavam as portas, as chaves trancavam até o rádio. Zulmira começara a escutar o rádio, um meio de se sentir um pouco fora dali e saber o que se passava no mundo. Ouvia o programa do Gil Gomes na rádio Marconi. Quando o pai descobriu, tirou a válvula do rádio, e ninguém mais pôde escutar nada. Os rádios antigos eram assim: possuíam uma válvula, que, se retirada, travava o rádio. O pai pegava a válvula, levava com ele para o trabalho, e só voltava a colocá-la quando ele queria ouvir algum programa.

Zulmira entrava em desespero. A casa fechada, a ausência de qualquer escape, a agonia. Sentia-se numa casamata[1],

---

1 Termo utilizado pela própria entrevistada. Casamata refere-se à uma fortificação de guerra, baixa e às vezes subterrânea, utilizada para alojar soldados ou armazenar munição.

como se lá fora estivesse acontecendo alguma guerra ou explosão nuclear. Se acontecesse, aliás, ela não saberia.

O único momento em que ela saía um pouco era quando o pai a castigava, amarrando-a no pau do balanço, no quintal. Quem passasse na rua podia ver esse balanço, principalmente quem passasse de ônibus. O balanço era brinquedo para os mais novos e castigo para os mais velhos.

A mãe voltara a trabalhar como cozinheira, e Zulmira e os irmãos passavam o dia sozinhos.

Quando o pai saía do serviço, chegava em casa bêbado. Muitas vezes o pai bebia em casa, mas, na maioria das vezes, ele bebia após sair do serviço, e já chegava bem alterado. Em diversas ocasiões o pai ficava caído na rua, perto de casa, ou na frente, na calçada. Em outras, ele chegava e encontrava algum motivo para fazer alguma barbaridade.

Zulmira perdeu as contas de quantas vezes ela ou o irmão haviam sido amarrados no pau do balanço, como castigo por alguma coisa, ou até mesmo sem motivo. Certa vez, o irmão Rubens, o terceiro dos seis, resolveu que queria deixar o cabelo crescer. Era a época da Jovem Guarda, e homens de cabelos longos, característica marcante do movimento musical, estavam fazendo sucesso.

Ele, então, passou a não cortar o cabelo, até o dia que foi surpreendido pelo pai.

Quando Rubens disse que pretendia deixar o cabelo crescer, o pai estourou. Disse que cabelo comprido era coisa de mulher. Álvaro bateu muito no irmão de Zulmira, pegou uma tesoura e cortou os cabelos de Rubens na marra, em toquinhos desiguais, muito curtos e falhados como a pelagem de um cachorro sarnento. Logo depois, colocou um vestido de mulher no filho e o amarrou no pau daquele balanço, para todos verem quando passassem.

Esse ritual se repetiu várias e várias vezes. Zulmira via tudo, mas não podia ajudar, pois, se o fizesse, apanharia o dobro.

A mente de uma menina de quinze anos, entretanto, não consegue engolir as provações sem apresentar nenhum efeito colateral do clima que se estabeleceu, desde sempre, dentro da família: a garota tinha sérios ataques de nervosismo, em que começava a tremer como se tivesse convulsões. Zulmira tremia e quebrava objetos da casa, em crises de fúria e histeria. Isso havia começado havia uns anos, mas nessa época piorara gravemente, e Zulmira se via gritando e quebrando louças ou outros materiais pela casa.

O pai, ao ver aquilo, não poderia ter outra atitude: pegava todos os cacos de louça e amarrava em Zulmira, como uma espécie de colar de cacos e pedaços quebrados. Logo mais, amarrava Zulmira no pau do balanço, como fazia com o irmão. E a garota permanecia lá, enfeitada com todos os cacos e farpas dos objetos que ela quebrara. Ela era amarrada com corrente, para que qualquer tentativa de fuga ou rejeição do castigo acabasse causando algum machucado nos pulsos, além dos machucados da surra levada.

As horas passadas amarradas no pau, cheia de pedaços de cacos, com suas pontas afiadas, só aumentavam a certeza de Zulmira: ela viva no inferno.

No dia dezessete de dezembro de 1965, Margarida começou a sentir as contrações. Estava grávida do sétimo filho, e chegara a hora. Zulmira estava inquieta, cheia dos afazeres de casa que ela cumpria, junto com a irmã. Já estava preparando um enxoval para a mãe e para o bebê que nasceria quando escutou o rebuliço.

Quando Margarida começou a dar à luz, Zulmira estava passando roupa com o ferro de brasa de carvão. Mas a cabeça estava longe. A mãe teria o filho em casa, e os gritos, a correria e a pressão eram grandes. Zulmira sentia o medo de algo dar errado. E o cheiro de queimado.

Só então ela percebeu que queimara a fralda que estava passando. A fralda que seria colocada no bebezinho que estava para nascer! Estava lá: uma grande mancha preta no pano fino, e o cheiro nítido do tecido queimado se espalhando pela sala.

Quando o pai notou, não pensou duas vezes: pegou Zulmira pelos cabelos, amarrou uma corda no ferro de passar e o pendurou, quente, no pescoço da filha. Zulmira ganhara outro colar, cujo pingente era o imenso e pesado ferro, quente e cheio de brasas de carvão. A moça curvou-se sobre si mesma, tentando manter o pescoço o mais longe possível do corpo, para evitar que o ferro queimasse a pele do colo. Ficou ali, arcada, com o pingente de chumbo extremamente pesado balançando no pescoço, estalando chiados ameaçadores e feixes de luzes vermelhas das brasas que estavam dentro dele.

– Zelina, coloque ela embaixo do chuveiro. Gelado – ouviu o pai dizer.

A irmã mais velha veio, de cabeça baixa, e levou Zulmira, que ainda estava arcada, até o banheiro.

– Se sua mãe morrer... – o pai tinha a voz gutural, raivosa –, se sua mãe morrer, você vai ver. Eu te mato!

Não conseguia ver relação entre a mãe morrer e ela queimar uma fralda. Mas não pensava nisso. Não pensava em nada. Andou sem conseguir enxergar direito o caminho, com medo do ferro, guiada pelas mãos da irmã até o lugar que reconheceu como sendo o banheiro. A irmã a posicionou embaixo do chuveiro.

– Me perdoa, Zu... – disse a irmã, com as lágrimas escorrendo.

Zulmira perdoaria. Sabia que a culpa não era da irmã. Zelina só estava fazendo o que o pai mandara, o que o pai exigira que ela fizesse. Se não participasse da tortura de Zulmira, seria ela a próxima a levar sabe-se lá Deus que tipo de castigo. Por isso Zelina obedecia, ainda que com lágrimas nos olhos. E Zulmira sabia que ela só estava fazendo o que todos faziam: obedecendo e aceitando, para não piorar ainda mais as coisas. Afinal, era o que ela mesma fazia quando via a mãe e os irmãos apanhando, não era?

Zelina ligou o chuveiro gelado. Zulmira experimentou um misto de sensações muito ambíguas: o frio cortante; o medo do barulho e da fumaça que se produziram bem na frente do seu rosto, quando o ferro em brasa foi atingido pela água gelada do chuveiro; o medo daquela fumaça queimar seu rosto, junto com certo alívio de ter algo gelado que impedisse que o ferro a queimasse. Por fim, a humilhação: estar batendo os queixos, tomando um banho gelado, de roupa, com o ferro de passar pesado, molhado e fumacento pendurado no pescoço.

Foi então que começou a pensar na séria possibilidade de se matar.

O irmão que nascera recebeu o nome de Renato, mas todos o chamavam de Tuca. Os mais novos, sempre chamados pelos apelidos, eram a Tica e o Tuca, por serem os menores.

Zulmira gostava de ficar com o irmão no colo. Não apenas porque gostava do irmão, mas porque, com o bebê no colo, o pai batia menos nela. E ela ficava a noite toda com Tuca no colo, para o pai ver que ela estava ocupada e não a chamar para fazer alguma coisa para ele ou para a casa, o que acontecia o tempo todo.

Mesmo sendo o caçula, Tuca também apanhava. O pai não batia em Tica, que era a preferida dele. Era a preferida, mas sem levar o *tratamento* de Zelina, ao que parecia. Tica havia apanhado quando era bebê, porque Álvaro achava que ela mamava muito. Mas agora que estava maiorzinha, ele evitava dar surras nela.

Mas o caçula não escapou. Mesmo sendo pequeno, apanhava muito.

Zulmira pegava o irmão no colo, passava a noite com ele. Sua mãe trabalhava o dia todo, e o bebê era responsabilidade dela. Zulmira trocava a fralda, colocava arroz na boquinha dele. E ele a via como uma segunda mãe.

Quarenta e seis anos mais tarde, ela estaria ao lado dele quando ele morresse. Mas, na época em que lhe dava comida e usava sua presença para evitar as surras do pai, Zulmira não poderia nem imaginar como se desenrolaria a vida do irmão. Nem a sua.

Zelina arranjara um namorado. E as coisas explodiram: o pai não queria que a irmã mais velha namorasse, de jeito nenhum. Brigas, surras, gritos, além dos castigos costumeiros. Zulmira não soube se foi por conta dos barulhos da briga, ou se foi alguém que viu o irmão ou ela amarrados no pau do quintal, mas alguém chamou a polícia.

A polícia chegou num horário que o Álvaro não estava. Reuniu os filhos e perguntou o que o pai fazia com eles.

— Nada — responderam.

A polícia não se convenceu e chamou irmão por irmão para conversar separadamente. A primeira a chamarem foi Zelina. Zulmira não sabe o que a irmã respondeu, mas se lembra da irmã sair, séria, da sala. Escutou seu nome, e foi levada até os policiais.

A pergunta foi refeita, e a resposta foi repetida. Várias vezes. Até que os policiais desistiram dela e chamaram outros irmãos.

Mas Zulmira sabia que a resposta dos outros seria a mesma que a dela. Que o pai não fazia nada. Nada de abusos, castigos, surras. Nada de espancar a mãe. Nada de humilhação psicológica. Nada de estupros com a irmã mais velha. Nada. A negação era uma ferramenta aprendida há muito tempo.

Zulmira não quis contar nada, porque sabia o que aconteceria se contasse. A mãe apanharia muito, os irmãos iriam apanhar, e a casa viraria um inferno ainda pior do que já era. Era preciso negar.

Ela sabia que a polícia não poderia fazer muita coisa. Não era só com a família dela que acontecia isso. Zulmira sabia, por ouvir falar, que outras famílias também passavam por coisas horríveis em casa. Esposas eram traídas. Muitas apanhavam. Avôs desrespeitavam netas. Pais espancavam filhos. De que adiantaria falar com a polícia? Até a polícia conseguir fazer alguma coisa, o pai já teria batido em todos, de um jeito bem pior do que o costumeiro.

Como era de se esperar, o pai ficou sabendo que a polícia aparecera lá. Ignorou o ocorrido, ele também negando e relevando, assim como aprendera. Assim como passara para os filhos.

Zelina saiu de casa. Ela estava apaixonada pelo namorado, e depois de muitas brigas, ela simplesmente se mudou. Foi só assim que os abusos com relação a ela pararam.

A irmã foi para a casa do tio, com o namorado, e contou o que se passava. Falou que o pai não a deixava namorar. As tias ajudaram a pagar o casamento do casal no civil, e Zelina passou a morar com o marido.

Nessa época, Zelina contou mais que isso. Contou sobre o abuso sexual para os tios, tias e até ao marido. Foi um escândalo. Álvaro negava, explosivo, e a filha insistia, contando os abusos dos quais, desde pequena, fora vítima.

Zulmira sabia qual dos dois falava a verdade. Mas não adiantaria nada levantar a bandeira da irmã. Ela já havia sido abusada, esses anos todos. Defendê-la só faria as surras dobrarem. O que a consolava era que, agora, Zelina estava livre. Zelina estava casada, vivendo em outro lugar, longe do inferno.

Mas a carga e a criação traumáticas que recebera durante toda a vida moldaram a personalidade dela, tanto quanto a de tantas mulheres que passaram por essa situação. Todo o sofrimento e abuso podem criar um ciclo vicioso em suas mentes. Elas podem atrair os mesmos tipos de pessoas abusivas e se apaixonarem pelo mesmo tipo de gente que as fizeram sofrer. Zelina teve um casamento muito infeliz.

— Você não presta. Você deu pro seu próprio pai! — Foi a frase que ela escutou do marido, pelo resto da vida, até ser abandonada.

Zulmira queria se matar. De que jeito ela sairia dali? Se ela simplesmente deixasse sua casa, não teria trabalho nem dinheiro para se sustentar. Zulmira era uma moça bonita. Um metro e setenta de altura, sessenta quilos, traços delicados. Os homens a assediavam nas ruas, e ela sabia que eles a queriam. A ideia embrulhou o estômago dela. Não. Era melhor se matar, mesmo.

— Se for pra virar puta, eu vou me matar — disse para a mãe, que acabou dando de ombros, como fazia habitualmente.

A outra opção seria se casar. A irmã havia saído de casa para se casar, não era? E, apesar de toda a dificuldade e de morar em um barraco, a irmã estava casada e vivendo. Pensou e repassou todas as possibilidades em sua cabeça, e não encontrou outras. Com seu nível escolar, e sendo menor de idade, não conseguiria um emprego que desse para pagar aluguel e alimentação. Era virar puta, casar-se com um bom marido, ou se matar.

Enquanto decidia, Zulmira arranjou um emprego de empregada por uns dias. Continuaria vivendo no inferno, mas o emprego já era alguma coisa. Iria limpar a casa de uns portugueses, apesar de ser complicado trabalhar e continuar cuidando da casa dos pais e de todos os irmãos pequenos. Sem a irmã mais velha em casa, tudo havia sobrecarregado para ela, que era a segunda mais velha, e mulher, da fila dos sete irmãos.

Enquanto limpava a casa dos portugueses, Zulmira viu um grande quadro do Sagrado Coração de Maria e Jesus. A imagem, comum em casas católicas, mostrava Jesus Cristo e Maria, com seus corações enfeitados com a coroa de espinhos e uma coroa de rosas, respectivamente.

Zulmira se aproximou do quadro, encantada. Era lindo e transmitia uma paz que há muito ela não sentia. Ela se ajoelhou na frente do quadro.

— Me arrume um marido bom... — disse, e repetiu, com o máximo de fé que lhe cabia. — Me arrume um homem bom, por favor.

Não era a primeira vez que Zulmira rezava por isso. Pediu com todas as forças para que Deus a enviasse um homem direito, que a salvasse. Que a tirasse de casa. Quando levantou o rosto, teve a impressão de que o Jesus e a Maria do quadro tinham balançado a cabeça, em forma de "sim". Ela ficou perplexa por um momento. Ela tinha mesmo visto a cabeça deles se movendo! Não importava o que os outros dissessem, Zulmira recontaria essa história por muitos anos, e apesar de muita gente não acreditar, para ela, tinha sido real. E isso era o que importava, afinal.

Sendo ou não uma impressão, um erro visual, sendo ou não Jesus e Maria aceitando seu pedido e sua prece, aquilo deu esperanças a ela. Ela sabe o que viu, ela é quem acredita, e era ela que teria as forças renovadas para não cometer suicídio. Isso, sim, seria real para todos.

Lógico que a tristeza e a ideia de acabar com a vida não sumiram de um dia para o outro, já que o inferno que vivia em casa não sumira. Mas ela tinha esperanças. E essas esperanças impediram que a ideia saísse de sua cabeça e se concretizasse em uma tentativa efetiva.

Certo dia, Zulmira foi com a irmã Zelina na feira da Rua Catarina. Era bem longe de casa, mas os preços eram menores, segundo a mãe. Apesar de ter saído de casa, Zelina ainda ajudava a fazer as compras. Ela e a irmã tinham saído da Gustavo Silveira e estavam andando em direção à Avenida Santa Catarina. Quando chegaram na Rua Alba, perto do mercado Barateiro, encontraram a feira. As duas tiveram que andar bastante para comprar as coisas que a mãe pedira.

— Ai, onde é que está o meu marido, hein? — disse Zulmira, em tom de brincadeira, cansada de andar e carregar as sacolas cheias.

A irmã deu risada. Mal sabiam elas que o futuro marido de Zulmira estava exatamente na casa ao lado de onde elas passavam naquela hora.

Aos dezoito anos, Zulmira já era maior de idade e tinha chances de conseguir um emprego melhor. Depois de muito procurar, de muito escutar xingamentos do pai, de apanhar e viver a vida que estava acostumada, ela finalmente conseguiu um trabalho na fábrica EKE, uma indústria de roupas. Ela ajudaria na linha de montagem.

Zulmira já estava trabalhando há alguns dias quando o viu. Era o mês de julho de 1968. Ela estava subindo as escadas da fábrica e, quando olhou para trás, viu um moço loiro de olhos azuis. A sensação que teve foi estranha, como se ele já fosse da família.

Ao que parece, o rapaz também havia se interessado por ela, pois passou a andar sempre por perto. O nome dele era Fábio, de família de origem alemã, morava na Rua Alba. Não se pode dizer que Zulmira foi gostando dele, aos poucos. Não. Tudo aconteceu no exato momento que ela o viu.

Eu tenho que me casar com esse loiro de olho azul!, pensou ela.

Flertes foram dados, até que um dia Fábio chegou até ela, inseguro.

— Você acha que teria problema se eu namorasse com você? — perguntou. — Você tem dezoito anos...

— E quantos anos você tem? — perguntou Zulmira.

— Dezesseis. Sou dois anos mais novo.

— Não tem problema nenhum! — falou ela, mais do que depressa, sendo humorada. — Vambora!

A expressão "Vambora" poderia ser traduzida por "Vamos logo, que a gente vai ter que enfrentar alguns exércitos". Ou melhor, *ela* teria que enfrentar.

Não demorou muito para o pai descobrir.

— Você não vai namorar alemão! — ele gritou, furioso — Alemão é um povo ruim! Eles mataram muita gente, sabia?

Ela não retrucava, mas também não dizia que iria terminar o namoro.

— Alemão vende a mãe por dinheiro! — gritava o pai.

E o inferno estava prestes a ficar mais quente.

A casa que a mãe comprara não estava toda terminada. Havia uma parte que precisava ser aterrada para fazer os cômodos. Zulmira estava carregando terra para preencher os buracos do aterramento. Estava suja, cansada, cheia de barro e, de repente, apareceu não apenas Fábio, mas também os pais dele.

Quando Fábio disse que ele, o pai e a mãe estavam lá para perguntar para Seu Álvaro por que ele não consentia no namoro deles, Zulmira sentiu um arrepio na espinha. O pai com certeza estaria bêbado, xingaria todo mundo, poderia até querer bater no pai de Fábio. Depois disso, a família do namorado iria desistir dela. Com um pai daqueles, imagine a fama que ela teria!

Quando o namorado a viu cheia de terra, e soube que ela é quem estava construindo parte da casa, ficou visivelmente irritado. Isso não era serviço para uma moça, afinal! Zulmira deu um sorriso sem graça e os levou para dentro da casa, sentindo-se descomposta na frente de todos.

Quando o casal se apresentou e foi perguntar o motivo do impedimento do namoro, Seu Álvaro estava sério e totalmente controlado.

— Pode namorar, sim — disse ele.

Zulmira não acreditou. Era a mesma pessoa?

— Vai casar quando? — emendou.

O sogro de Zulmira pareceu não entender.

— Como assim "vai casar quando"? Primeiro eles têm que namorar, se conhecer...

— Não. Tem que namorar hoje e casar amanhã. Certo? — Ele estava sério e não mexia um músculo do rosto. — Se não casar hoje ou amanhã, não namora.

Era uma evolução. Pelo menos ele não estava falando para os sogros dela que o filho deles a tinha desonrado, que eles eram assassinos, que vendiam a mãe por dinheiro...

Apesar da conversa ter sido civilizada, não houve acordo. O pai queria que ela casasse imediatamente, e o sogro insistia que eles deviam namorar antes de casar, já que eles tinham se conhecido há menos de um mês. O casal e o filho acabaram indo embora.

Assim que eles saíram pela porta, o pai começou a gritar que ela era uma puta e iniciou o ritual de tudo aquilo que ela já estava acostumada. A civilidade havia saído pela porta junto ao casal de estranhos.

Os dias se passaram — todos do mesmo jeito. O pai tinha crises, pois ela não terminara o namoro. Ela ouvia, era xingada, apanhava. Geralmente, apanhava mais nos dias que o pai a via voltando do trabalho com Fábio, na rua. E as coisas se seguiam. Até o dia 30 de março de 1969.

Era uma manhã quente e abafada. O pai estava dormindo na sala. Ele sairia para trabalhar às quatro horas da madrugada, horário dos motoristas da CMTC. Como dirigia o primeiro ônibus do dia, saía bem cedo. De manhã, Zulmira não o encontrou.

Ela acordava um pouco mais tarde. Trabalhava na fábrica das seis da manhã às duas da tarde. Tomando um tempo conversando com seus colegas de trabalho, Zulmira acabou chegando em casa perto das três da tarde. Ele já estava lá quando ela chegou.

Zulmira tinha fome. Só estava com o café da manhã no estômago, e a coisa que mais queria, ao chegar, era a comida da mãe. Assim que a viu, o pai começou a discussão. Já estava bêbado, e ela não sabia há quanto tempo.

— Você vai teimar? — gritou, referindo-se ao namoro.

— Sim — ela respondeu. — Um dia eu tenho que namorar, não? — E se enfiou na cozinha, onde a mãe fazia o almoço.

— Você está me enfrentando? Você é muito ousada, menina!

Devia mesmo ser a primeira vez que Zulmira o enfrentava. Era até meio absurdo. Ela se sentou para comer, enquanto o pai continuava gritando.

— Agora você vai dar pra ele? Vai virar puta de alemão?

A mãe colocou o prato de comida na mesa, em silêncio.

— É isso, vai virar puta?

Zulmira sentiu o cheiro gostoso da comida. Estava faminta!

— Você vai dar pro cara e depois vai fazer igual a sua irmã? Vai dar pra ele e falar que fui eu que te comi, sua puta? Vai ficar falando que fui eu?

Ela se lembra do tomate, do ovo e do arroz. Tinha uma salada de tomates bem vermelhinhos à mesa. No prato, um ovo que a mãe fritara para ela. E arroz branco. Adorava o arroz assim, bem branquinho. Sem feijão. Nunca gostou de feijão. A mãe quis colocar um pouco de feijão, mas não quis. O arroz estava tão branquinho...

Ela olhou para o prato, e aquela imagem ficaria gravada: a rodela de tomate vermelha, o ovo, o arroz branco. E a voz do pai.

— Cata a roupa dela e joga na rua, se ela continuar teimando de namorar com esse homem!

E os tomates, o ovo e o arroz jamais seriam comidos — o prato ficaria intocado. O pai a havia pegado pelos cabelos.

Depois de vários tapas e empurrões, Zulmira foi jogada contra a pia de mármore. O pai enfiou e bateu a cabeça dela dentro da pia. Ela sentia o inox da pia gelado contra sua bochecha.

A irmãzinha Zaíra já havia corrido e colocado as roupas de Zulmira, as que deram tempo de colocar, dentro de um saco. O último lugar que o pai jogou Zulmira, com toda a força, foi para o meio da rua. Quando ela conseguiu recuperar o sentido das coisas, viu o saco de roupas ao lado. E era isso.

Aquela sensação seria uma das piores de sua vida. Estava andando. Com o saco de roupas. Pra onde? Não fazia ideia. Andou. Atravessou ruas, viu carros reclamarem. Escutou homens soltarem comentários maliciosos. Buzinas. Ela andava. Em uma das ruas, sentiu que ela tinha sido carregada por forças invisíveis até a calçada, enquanto o carro que quase a atropelara buzinava incessantemente. Prosseguiu.

Quando deu por si, estava indo para a casa de Zelina. Ela tinha ido embora, ela saberia o que fazer.

A irmã morava num barraco de madeira, que ficava na Santa Catarina, mesmo bairro da casa de seus pais. O sogro de Zelina havia construído um barraco de madeira muito bem-feito para ela e o filho morarem. As madeiras eram bem encaixadas uma nas outras, presas com parafusos. Mas não deixava de ser um barraco, com um só quarto.

Zulmira não chegou a ficar mais de um dia na casa da irmã.

— Zu, eu não posso ficar com você. A mamãe disse que, se eu abrigar você, ela vai parar de vir aqui me ajudar.

Margarida costumava ir à casa de Zelina ajudar a cuidar dos netos ou da casa, para a filha poder trabalhar. Zulmira tinha certeza de que o pai, assim que ficou sabendo que Zulmira havia ido para a casa da irmã, ameaçou a mãe. Ele fez a mãe se recusar a continuar ajudando Zelina, caso Zulmira continuasse na casa. O pai a queria na rua, e estava conseguindo.

— E eu preciso da ajuda dela... — continuou a irmã.
— Porque eu tenho o Carlos e o Juninho pra cuidar, além do meu marido.

Zulmira entendia. A irmã já tinha dois filhos, o marido e todas as coisas para cuidar naquele barraco pequeno e de um quarto. E, se a mãe parasse de ajudar porque Zulmira estava lá, ela se transformaria num incômodo gigantesco para a irmã.

Sem ter o que fazer, Zulmira foi até a casa do tio. Ele tinha ajudado a irmã, talvez pudesse ajudá-la. Só ela sabe o desespero que a assolava quando desceu daquele ônibus, perto da casa de tio Fabiano. A angústia era física, ela podia senti-la — ficava em algum lugar entre o pescoço e o estômago.

Quando chegou lá, na casa que havia morado no porão, estava tonta. Fábio a acompanhou e esperou que ela tivesse a conversa com o tio. Foi uma conversa longa e profunda. Zulmira soube de muitas coisas da vida do pai, sua infância, sua família. O tio sempre o considerara mimado, alguém que fazia o que queria, sem pensar em mais nada. Zulmira falou sobre como ele havia reagido ao namoro dela, e que não tinha onde morar.

— Vamos lá conversar com ele! Onde já se viu, seu pai não pode fazer isso!

Tio Fabiano a colocou dentro do carro e foram para a casa de sua mãe. A recepção era a esperada por Zulmira.

— Essa filha da puta dessa puta não entra mais aqui! — berrou o pai.

E repetiu os absurdos que ele tinha dito tantas vezes. Que o namorado a tinha desonrado, e que ela iria falar que foi ele quem fez o serviço. Nada que o tio tentasse ou quisesse dizer surtia efeito algum, e ela voltou para a casa da irmã com o mesmo desespero com que saiu de lá.

Quando Zulmira foi para o trabalho, no outro dia, simplesmente não sabia para onde voltaria quando o expediente terminasse.

Sabendo de sua situação, uma colega disse que Zulmira poderia ficar na casa dela. Sem ter opção, ela aceitou, aliviada. Era outro barraco, na favela da Alba: uma das favelas mais violentas da Zona Sul.

A favela da Alba fez Zulmira se arrepiar assim que lá entrou. Todos olhavam para ela quando passava na rua. Estava morrendo de medo. Vários homens a assediaram enquanto ela subia uma ladeira para o barraco, e não demorou muito para que ela descobrisse, pelas línguas do povo, que eles eram traficantes que mandavam na região.

Mais tarde, a situação piorou. Começaram a vir homens bater à porta do barraco da amiga, gritando por ela. Zulmira estava apavorada.

— Deixa eu ver essa moça bonita que tem aí no barraco! — gritavam, enquanto Zulmira se escondia ao lado da porta, encostada na parede, tremendo.

No outro dia, no serviço, Zulmira estava desesperada. Fábio não queria que ela ficasse na favela, mas também não dava alternativa para onde poderia ir.

— Eva, não sei o que faço! — disse para outra colega de serviço. — Eu tô no barraco da Verônica, mas não tem como eu ficar lá! Uma hora, os caras vão me pegar! Eles vão me pegar!

— Meu pai tá precisando de dinheiro. Vem pra minha casa! Ele deixa você ficar lá, se pagar um aluguel.

Foi assim que Zulmira fugiu da comunidade, tendo morado lá cerca de quarenta e oito horas. Ela fugiu, pois as ameaças de invadirem o barraco continuaram. Caía uma tempestade absurdamente forte, e o mundo parecia querer acabar, mas Zulmira não ligou: pegou a trouxinha e decidiu sair de lá naquele dia mesmo, enquanto ainda estava claro. Saiu debaixo de chuva, com a trouxa de roupas ensopada, enquanto todos da favela saíam nas janelas para ver. Ou pelo menos era assim que ela se sentia. *Preciso correr, preciso correr.*

A chuva torrencial fazia uma espécie de cachoeira de lama na ladeira que ela descia. Uma cachoeira cor de argila, que lhe lambia os pés até o começo da canela. Ela mal sabia onde pisava. Os olhares continuavam seguindo seus passos, saindo de janelas e buracos, por todos os lados.

Um passo em falso, e ela caiu. Rápido. Rolou pelo barranco abaixo, nadando na cachoeira de argila, deixando sua trouxa de roupas imundas. Rolou, arranhou-se, escorregou pelo longo tobogã de terra e pedras. Escutou risos? Não sabia. A chuva fazia um barulho forte. Mas mais forte era o barulho do coração dela, ansioso demais para fugir de uma outra violência que ela não queria conhecer.

Desde 1967, a moeda era o cruzeiro novo. Era uma tentativa de controlar a inflação do país. Zulmira não sabia de nada de inflação. Só sabia que ganhava cento e vinte, e pagava oitenta de aluguel. O resto, servia para comer e comprar roupas novas, lençol, tudo que precisaria e não tinha. Ia comprando aos poucos, senão não sobraria nada.

A casa de Eva ficava na Vila Campestre, onde ela morava com os pais. Zulmira dormia lá, lavava a roupa e comia. Apesar de sobrar pouquíssimo dinheiro, era um alívio saber que estava um pouco mais segura.

Fábio não achava certo a situação da namorada. Mas, apesar de não gostar, era impotente às suas dificuldades.

Os pais de Fábio gostavam de Zulmira. Mas ela achava que, em partes, o fato de gostarem dela se dava unicamente por causa da namorada do irmão de Fábio.

Zulmira viveu numa educação basicamente machista e racista. E as famílias que ela valorizava tinham a mesma filosofia. *Famílias de bem*, pensava ela, e já mentalizava todos com olhos claros, apesar dela mesma ter olhos castanhos. Mas seu pai tinha olhos verdes, e ela só tinha parentes brancos.

Apesar do inferno que era sua família, ela ainda era filha de portugueses e espanhóis. Era o orgulho que tinha: seus traços eram europeus. Tinha a pele clara, cabelos castanhos claros e nariz fino. Ao ver Fábio, o pensamento de *ele tem genes bons* não foi inconsciente, e sim totalmente claro em sua mente. Genes bons, para ela, significavam genes caucasianos.

Fábio tinha um irmão que era três anos mais velho que ele, chamado Leandro, e uma irmã chamada Cidinha. A irmã já era casada, mas não estava se dando bem no casamento. E o Leandro...

— Ele está namorando uma... — a mãe de Fábio se recusava a falar.

Quando finalmente disseram a palavra, Zulmira entendeu. A palavra que todos tinham medo de dizer era "negra".

E não só isso. Além de negra, ela vivia num "antro de perdição". Era o que, na época, chamavam de cortiço, um lugar com várias casinhas de baixa renda. Quando Zulmira soube que a moça usava minissaia, ficou horrorizada. *Minissaia*!

Já ela era "carola, bonitinha, branquinha". Tinha sangue europeu. E foi por isso que os pais de Fábio resolveram pegá-la para nora e apoiar o namoro. Com uma filha quase divorciada e um filho namorando uma negra, Zulmira era, pelo visto, a chance de "salvação dos genes".

Lógico que ela não falara do pai bêbado que batia na família, que abusara sexualmente da irmã, que a expulsara de casa e que achava que todos os alemães eram assassinos em potencial. Nem do irmão Rubens, que depois de muito apanhar e ficar amarrado num poste, vestido de mulher, estava, a cada dia que passava, mais perto de se tornar um delinquente. Esses genes ela preferia esconder.

Ela ainda morava na casa de Eva, no quarto alugado. Mas a situação estava complicada. Ela não poderia ficar lá para sempre. Fábio tentava ajudá-la a pagar o aluguel, mas não podia fazer nada além disso.

Zulmira continuava trabalhando na EKE, até que soube que a fábrica iria fechar. Só não entrou em desespero porque conseguiu um emprego na fábrica que ficava ao lado, para onde foi a maioria dos funcionários da EKE:

a Baumgart, que produzia, entre outras coisas, cigarros. Ela iria trabalhar na linha de montagem, arrumando os cigarros nas embalagens.

O setor de ferramentaria da EKE, no qual Fábio trabalhava, ainda ficou funcionando. Então eles continuaram trabalhando, um ao lado do outro.

O namorado tinha algo que ela não sabia se admirava ou se a assustava. Tudo que ele queria, ele teimava em ter, sem considerar mais nada. Naquele momento, ela achou bom; afinal, ele estava lutando por ela. Mas ela não teria tanta certeza disso nos próximos anos.

Apesar de Zulmira ser a "salvação dos genes", a mãe de Fábio começou a achar que ele não deveria mais namorar com ela. O pai de Zulmira não tinha concordado com o namoro, e a menina tinha sido expulsa de casa por isso! Se ele não saísse daquilo, acabaria tendo que se responsabilizar por ela.

Quando ele completou dezessete anos, foi falar com Zulmira.

– Então... está muito difícil – começou. – Eu não vou ficar com você.

Ele disse que estava complicado, que ele tinha arranjado muita encrenca para ela. E a mãe dele também não parava de pegar no pé. Disse que gostava dela, mas ia ver como eles ficavam separados.

Zulmira ficou em frangalhos. O loiro de olho azul que ela apostara tanto que seria seu marido acabara de desistir! Ela investira muito mais, afinal. Ela ouvira as ofensas do pai, ela apanhara, ela tinha ido atrás do tio, da irmã. Ela tinha se enfiado na favela e agora dava duro para manter o namoro com Fábio. Mas, ainda assim, ela não se sentia injustiçada. Dar mais do que receber não era nenhuma novidade: era uma marca imputada na personalidade dela.

Continuou trabalhando normalmente. Apesar de separados, Fábio vinha sempre levar lanche para ela, na fábrica que ela agora trabalhava, ao lado da dele. A dor dessa época seria neutralizada com as dores futuras, de forma que era difícil dizer exatamente o que ela sentia. Mas ela lembra de ter ficado doente.

Eva, que morava com ela, percebia o quanto a amiga estava mal. E resolveu juntá-los de novo. Eva trabalhava no setor de ferramentaria, junto com Fábio. Por ser o elo mais forte entre eles, a amiga marcava encontros com os colegas, onde Zulmira e Fábio sempre se encontravam.

Num desses encontros, ele foi falar com ela. Havia se passado um mês desde que se separaram.

— Eu fiquei muito triste. Eu até tentei procurar outra namorada, mas me sinto na responsabilidade por ter te tirado de casa.

Essa outra namorada que ele tentou ter, Zulmira a conhecia. Era irmã de uma das meninas da fábrica que ela trabalhava. Era uma moça bonita, e Zulmira sentiu, pela primeira vez, o gosto incômodo do ciúme. Mas não havia dado certo, pelo mesmo motivo: o pai da garota não queria que ela namorasse.

– Então eu desisti. Pô, já tirei uma de casa, vou tirar a outra? – disse ele.

Com a ajuda das amigas, eles foram voltando a se falar e acabaram reatando o namoro. Dessa vez, ele foi mais insistente: foi convencendo os pais, usando o gênio que sempre tivera de quem conseguia o que queria.

Em setembro, ele e os genes convenceram os pais a aceitar que Zulmira fosse viver na casa deles. Ela ficou vivendo por quatro meses na casa de Fábio antes de se casarem.

Casaram-se em janeiro de 1970. Ela tinha conseguido. Não virara puta. Não se matara. Estava fora do inferno. Tinha uma nova família. Estava livre do porão: não o porão que morara, mas o porão imaginário onde vivera toda a vida, onde o escuro, as privações e a violência reinavam. Sua família, agora, era Fábio. Ele e seus sogros: Seu Luís e Dona Valéria.

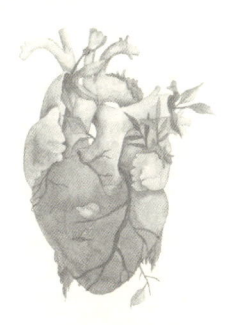

Valéria

Ela olhou para o retrato dele, na parede, e os olhos claros se encheram de lágrimas. O sorriso dele. Como ela amava o sorriso dele!

A foto mostrava um senhor idoso, sorridente, com um gato nos braços.

— Eu amo ele. Muito.

E amaria até que a vida dela acabasse. Ela o amava demais.

O ano era 1926. A cidade de São Paulo era outra cidade, muito diferente dessa que conhecemos. Ruas de paralelepípedos, bondinhos, roupas diferentes, outros cortes de cabelos, outras músicas. As pessoas nem sonhavam com uma televisão dentro de casa. Estava acontecendo a décima eleição direta para presidente. Era a época da política do Café com Leite, do voto do cabresto. O presidente eleito foi Washington Luís.

Nesse ano, nasceria Marylin Monroe, Elizabeth II, Fidel Castro.

E, nesse ano, nasceu Valéria. Mais exatamente no dia 14 de janeiro.

Aos 86 anos, ela só se queixava de não se lembrar das coisas. Há pouco tempo, Valéria sabia de cor a data de aniversário de todo mundo, todos os parentes, amigos e conhecidos. Agora, ela mal se lembrava do aniversário das netas. Eram tantos! Tinha sete netos e nove bisnetos. Dos sete netos, seis eram mulheres. Na família inteira, as mulheres eram em maior número. O irmão de Valéria, Edson, xingou quando nasceu a terceira filha.

— Essa vaca só dá mulher!

O comentário foi recebido em meio a risadas. Mas o machismo e a submissão feminina foram marcas certas na família.

Seu nome era Valéria Wildke. Ela era de família alemã. O pai de Valéria, Erick, chegara ao Brasil com três anos de idade.

Em 1893, quando Erick, os pais e os irmãos desceram do trem, na estação da Luz, não queriam deixar a família entrar, porque eram alemães. Havia acontecido a Aliança Franco-Russa em oposição à Tríplice. Já existia preconceito com estrangeiros da coligação formada pelo Império Alemão, Austro-Húngaro e Reino da Itália. Mas, com todas as dificuldades que a Alemanha passava, mudar de país era a melhor saída para a família Wildke.

Por fim, acabaram deixando com que eles ficassem no Brasil, devido aos sete filhos pequenos que, com certeza, não apresentariam riscos ao país.

No dia 20 de novembro de 1919, Erick já tinha 29 anos e se casava com uma brasileira chamada Cristiane. O casal teve três filhos: Wagner, Edson e Valéria. Ela era a caçula e única mulher.

Seu pai trabalhava em uma padaria chamada Suíça, na Bela Vista, que também era de outra família alemã: os Metzer. O pai trabalhara muitos anos lá como padeiro. Um dia, Erick decidiu comprar um terreno para a esposa e os filhos morarem. O lugar era pequeno, na Avenida Washington Luís, perto do Aeroporto de Congonhas.

O dono da padaria emprestou dinheiro para a compra do terreno, e o pai de Valéria ficou em dívida com os

Metzer. Mas, logo depois, Erick ficou muito doente dos rins e da asma crônica que tinha desde pequeno. Quem assumiu a dívida foi, então, a mãe de Valéria. Cristiane começou a trabalhar na padaria como cozinheira, pois o trabalho era a melhor maneira de ir pagando o que deviam.

Como o pai era doente e a mãe trabalhava o dia todo, Valéria teve que largar os estudos, tendo feito apenas até o terceiro ano do Ensino Fundamental. Ela estudara num colégio de freiras e tinha matérias que eram "próprias" para as meninas: sua preferida eram as aulas de bordado. Era elogiada sempre, pois era uma menina boazinha.

Mas parou de estudar, pois a casa virara responsabilidade dela. Passou a cuidar da comida, do pai doente, das roupas e do conforto de todos da família com apenas onze anos. Afinal, era a única mulher que sobrara, e isso a fazia ser a responsável direta por todos esses afazeres.

O pai começara a criar galinhas para vender os ovos e os frangos, para ajudar no orçamento. Wagner, irmão mais velho de Valéria, começou a trabalhar como aprendiz de marceneiro, e Edson, o do meio, como encanador. Não ganhavam muito, mas conseguiam pagar a condução e ajudar um pouco em casa. O dinheiro ainda era contado por réis, e só passou a ser cruzeiro em 1942, quando Valéria já tinha dezesseis anos.

Mas, ainda aos onze, ela também começou a ajudar na criação dos animais e nos horários de almoço e janta dos irmãos. E eles geralmente brigavam com tudo.

— Tem sal demais na comida – dizia Wagner.

— Isso não está no ponto, está? – falava Edson.

— Agora, tem sal de menos – repetia Wagner.

Ela corria pra arrumar tudo, porque ainda tinha que costurar a bermuda que rasgara. Não se sentia vitimizada, ficava feliz por poder fazer tudo. No fim, era mesmo uma menina boazinha.

Valéria conheceu Luís Metzer desde pequena. Ele era neto dos donos da padaria e morava na frente da casa dela, pois também eram da comunidade alemã. Ele vivia com os pais e dois irmãos, que também eram conhecidos da família de Valéria.

Luís era chamado por um apelido alemão pelos amigos e pais. Mas Valéria não conversava com ele, quando pequena, por causa dos afazeres de casa e da diferença de idade. Luís tinha sete anos a mais que ela, além de ser menino, o que já era motivo para eles não conversarem muito. Além do mais, Valéria raramente saía.

Mas, quando os anos se passaram e Valéria fez catorze, eles começaram o que se chamava de "namoro de portão". Conversavam, um de cada lado do portão, e trocavam flertes inocentes entre risadinhas e bochechas coradas. O passo seguinte era o rapaz ir pedir a mão da moça em namoro. Não para ela, obviamente. A mão era pedida ao pai, e, às vezes, à mãe também. Luís foi até a casa dela, todo formal, e pediu aos seus pais se poderiam namorar.

Os pais de Valéria aceitaram, e eles puderam passar para a próxima fase do relacionamento: as visitas aos domingos, quando Luís ia até a casa dela e ficavam na sala, sempre acompanhados dos pais de Valéria, que ficavam, de preferência, sentados no meio dos pombinhos. Depois de uma hora ou duas, ele voltava para a casa dele. Só se veriam no domingo seguinte.

Valéria fez quinze anos já namorando Luís, que tinha acabado de fazer vinte e dois. Aos quinze anos, a ideia de namoro de Valéria era a mais romantizada possível. Estava apaixonada e sonhava com o dia que Luís a pediria em casamento e ela seria uma ótima esposa. Cuidaria dele, honraria seu esposo e seria a melhor dona de casa que já existiu.

Naquela época, os namoros não demoravam muito. Depois dos pais aceitarem o pedido e as visitas dominicais ficarem frequentes, era só ficar noiva e se casar.

Mas a guerra atrapalhou um pouco os planos dela.

A Segunda Guerra Mundial havia estourado em 1939, quando Valéria tinha treze anos. Mas o Brasil só passou a participar do conflito em 1942, quando Valéria já tinha dezesseis e já namorava Luís há um ano.

Após o naufrágio de embarcações brasileiras por submarinos alemães e italianos, e com a iminente necessidade de mostrar apoio aos Estados Unidos da América, em agosto de 1942, o Brasil declarou guerra à Alemanha nazista e à Itália fascista.

Já em 1941, os Estados Unidos iniciaram a política de envio de observadores navais para vários portos brasileiros. O primeiro a chegar foi o capitão aposentado da US-Navy, WA Hodgman, ao porto de Recife, sob as ordens do Escritório de Inteligência Naval. Recife se tornaria uma importante cidade estratégica para as pretensões americanas: passaria a ter a Sede da Quarta Frota Naval e seria a base das operações marítimas, com raio de atuação do Canal do Panamá até o extremo sul das Américas, além de um campo de pouso construído pelos americanos e chamado de Ibura Field.

Muitos homens, portanto, foram enviados à Recife para monitorar todas as chegadas ao porto e fortalecer a tropa para a guerra. Entre esses homens, estava Wagner, irmão de Valéria. O namorado Luís também fora convocado, mas não precisou sair do estado de São Paulo. Luís ficou no grupo que permaneceria no quartel do estado de São Paulo, desde 1942, pronto para agir se fosse necessário.

O que era para ser um namoro rápido acabou virando um namoro de três anos. Durante um longo período desses três anos, Luís ficou no 37º Batalhão de Infantaria do Exército Brasileiro, na cidade de Lins, no interior de São Paulo. A cidade ficava muito longe da capital, e ele e Valéria se comunicavam apenas de vez em quando, através de cartas.

Mesmo no começo do namoro, Luís nunca escondera de Valéria sua queda por qualquer mulher que estivesse disponível. Às vezes, até pelas que não estavam disponíveis. A garota Valéria simplesmente negava e fingia não ver as escapadas nítidas do namorado. Luís chegou até a mandar uma foto do quartel, nas cartas que trocavam, em que ele aparecia com uma garota de traços japoneses com quem ele se relacionava.

Mas a negação parecia ser o que Valéria mais tinha desenvolvido desde sua infância. Não só não ligou para as traições do namorado, como bateu o pé e insistiu que iria se casar com ele, independentemente do que acontecesse. Os pais já haviam até tentado arranjar outro casamento para a filha, com um homem bem mais velho. Aos dezessete anos, Valéria até tirou foto com o seu suposto futuro marido, um senhor que ela nem ao menos fez questão de guardar o nome. Mas o casamento não foi oficializado, pois seria de má fama Valéria se casar com outro homem, tendo ficado noiva de Luís antes disso.

Sendo assim, quando completou dezoito anos, Valéria fez os pais a levarem até Lins para fazerem Luís prometer casamento. Naquela época, atravessar cerca de 435 quilômetros não era uma das coisas mais fáceis. Ainda mais para pressionar um moço de 26 anos a se casar.

Mas Erick, Cristiane e Valéria foram até lá, e Luís aceitou o pedido.

O casamento, finalmente, aconteceu. Quando Luís saiu do exército, eles oficializaram a união. A família de Luís era de origem protestante, na Alemanha, e por isso seguiram a religião, arranjando uma igreja protestante. Valéria pensou em se casar no catolicismo, a religião de sua mãe, mas a igreja só permitia que eles fizessem a cerimônia na sacristia, e não no altar. Para se casar no altar, era necessário fazer batizado e crisma, o que nenhum dos dois tinha. Logo, seguiram a religião de Luís e se casaram no protestantismo, com todo o ritual convencional de todo casamento: vestido branco de noiva, pastor e discurso.

Já a festa, foi mais simples. Não houve dinheiro para fazer nada muito rebuscado. A comemoração foi em casa, mesmo.

Seu irmão Wagner, recém-chegado de Recife, tocou violino quando Valéria entrou na igreja e depois tocou mais músicas na festa. Foi um dia alegre e bonito, mas que precedia um casamento desequilibrado e cheio de conturbações.

Nos primeiros anos de casamento, Valéria e Luís foram morar com os pais de Valéria, na casa de dez metros por quarenta. Era apertado, e ela continuava tendo que arcar com a responsabilidade de cuidar de todo mundo. Com o tempo, Luís usou seus contatos militares e começou a trabalhar de segurança. Depois de uns anos, eles conseguiram comprar um terreno na Rua Alba, no Jabaquara.

Foi o próprio Luís quem construiu a casa, que começou com um quarto e banheiro, e depois foi aumentando. Aquele seria o terreno onde morariam a maior parte de suas vidas, e para onde Zulmira iria, 23 anos depois.

Muito aos poucos, Valéria e Luís foram construindo e aumentando seus bens: Luís trabalhava como vigilante da Caixa Econômica, enquanto Valéria cuidava da casa e dos filhos que não demoraram a aparecer. Logo no primeiro ano de casamento, aos dezenove anos, Valéria ficou grávida da primeira filha, que chamou de Cida. Depois veio Leandro e, quatro anos e meio depois, nasceu Fábio, seu filho caçula. Valéria se achava a mulher mais sortuda do mundo por ter tido os três filhos sem nenhuma complicação. Naquela época, todos os partos eram normais, isso quando não eram feitos em casa. Teve seus filhos sem problemas e nunca sofreu aborto.

Além de cuidar da casa e dos filhos, Valéria costurava para fora. Também aproveitava para engomar a camisa do marido, consertar as calças dos filhos, fazer shortinhos que eles usavam como roupa de baixo. Luís não gostava que ela costurasse. Dizia que isso fazia com que ela tivesse menos tempo pra ele. Mas Valéria sempre deixava o período da noite livre, para atender aos pedidos do marido.

—Valéria, quero almoçar.

—Valéria, o jantar.

—Valéria, eu quero um café.

E ela corria para atender, pois era essa sua função.

Desde o começo do casamento, Luís continuou tendo suas namoradas, e não se preocupava em esconder de Valéria. Depois de um tempo, quando eles finalmente conseguiram construir uma casinha maior no terreno do Jabaquara, Luís também construiu uma casa nos fundos, que alugavam para conseguir um dinheiro extra. E era nítido para todo mundo que Luís tinha casos com a maioria das inquilinas que alugavam a casa.

Na maioria das vezes, Valéria fingia que nada estava acontecendo. Em outras, ela brigava e os dois discutiam bastante. E havia outras em que ela até fazia piada com a situação. Teve vezes que, quando ele falava sobre as mulheres, ela respondia com elogios.

— É lógico, ela está apaixonada por esses olhos azuis! — dizia, admirando os olhos do marido e ignorando o fato de que ela estava falando sobre o namoro dele com outra mulher.

Ela nunca sequer nem pensou na possibilidade de pedir divórcio. Mesmo porque, se fosse pedir separação, ela teria que ter o consentimento do pai e da mãe dela. Os pais e as mães daquela época não permitiam que uma filha ficasse sem marido! E ela tinha que respeitar a vontade dos pais até o fim. Casamentos eram para sempre, não importa o que o marido fizesse.

Aos 86 anos, Valéria se justificava, dizendo para os outros, e para si mesma, que o marido depois "criara juízo" e parara de ter amantes. Mas escondia o fato de que esse "juízo" só foi tomado no fim da vida dele, quando ele estava tão debilitado que mal saía da cama.

Apesar de todas as namoradas de Luís, Valéria tinha uma certeza que a tranquilizava: o marido nunca a deixaria. Ele podia ter as amantes que ele quisesse, mas ela era a esposa verdadeira. Era ela quem tinha a aliança no dedo, quem tinha o sobrenome dele. E era ela quem o teria em casa, quando ele voltasse, não importa de onde estivesse vindo.

Mas parece que algumas certezas só existem para serem quebradas.

Os dois irmãos de Valéria acabaram virando alcoólatras. Cada um afogava suas tristezas de uma forma diferente. Wagner havia ido para Recife, para a guerra, para ajudar os americanos a fiscalizar os portos do nosso continente. Ninguém sabe ao certo por que tipo de situações o irmão de Valéria passou. Só se sabe que, ao voltar da guerra, ele nunca mais foi o mesmo. Alguns disseram que ele havia ficado um pouco ruim da cabeça devido a tudo o que presenciou.

Anos se passaram desde que Wagner voltara da guerra. Ele teve duas filhas com a esposa, mas a segunda morreu com sete dias de vida. Era o chamado "mal de sete dias", que matava muitos bebês. As mães acreditavam que o bebê não poderia receber visitas antes de completar sete dias de vida, senão poderia morrer. E também se acreditava que o recém-nascido não poderia tomar banho até que o cordão umbilical caísse. Futuramente, descobririam que o tal "mal de sete dias" era justamente devido à superstição do banho: por falta de assepsia, o bebê ficava com infecção umbilical, muitas vezes inclusive de origem tetânica, o que geralmente mata em um período de uma semana.

Com o passar do tempo, Wagner acabou se separando da mulher e tornando-se um homem solitário.

Depois da guerra, ele voltou ao ofício que tinha antes do conflito: marceneiro. Wagner foi chamado para fazer um serviço em uma farmácia. Era um período em que farmácia se escrevia "pharmácia" e tinha todos os armários feitos artesanalmente, com madeiras escuras, vidros grossos e prateleiras cheias de frascos diferentes dos que vemos hoje em dia.

O trabalho durou vários dias, pois Wagner tinha que fazer todos os móveis. A mulher do farmacêutico se chamava Simone, e era ela quem ficava olhando o trabalho que ele fazia nos armários.

Não demorou muito tempo para Wagner e Simone se apaixonarem. O marceneiro e a mulher do farmacêutico começaram a se encontrar às escondidas. Certo dia, Simone decidiu pegar alguns remédios da farmácia para fazer com que o marido dormisse e ela pudesse fechar o comércio para transar com Wagner lá dentro.

Era sempre a mesma coisa: o farmacêutico ia almoçar, e sua esposa servia a comida e a bebida, como de costume. Logo após o almoço, sem saber o motivo, o farmacêutico ficava com um sono insuportável e decidia ir dormir e deixar a esposa trabalhando na farmácia enquanto descansava. Quando ele acordava, já tarde, voltava à farmácia e tudo parecia estar em ordem.

Ninguém sabe ao certo o que aconteceu. Talvez tenha sido resultado dos remédios para dormir que ele ingeria. Ou talvez tenha sido apenas uma infeliz coincidência. Só se sabe que, alguns meses depois, o farmacêutico faleceu de causas desconhecidas.

A família de Zulmira nunca ficou sabendo exatamente o que acontecera com o marido de Simone. Apenas se sabia que ele havia morrido misteriosamente. Após a morte do esposo, Simone assumiu um relacionamento sério com o irmão de Valéria.

Ninguém conhecia Simone até aquele dia: quando Wagner foi levá-la a uma festa na casa de Valéria, para apresentá-la oficialmente como namorada para toda a família.

Na festa estavam Valéria, Luís, todos os filhos do casal e os respectivos cônjuges, incluindo Zulmira, a esposa do filho mais novo de Valéria. A família estava toda junta, com a presença também de alguns amigos.

Simone conversou com bastante gente. Wagner a apresentou a todos. Inclusive ao cunhado, Luís.

E foi definitivamente o maior erro da vida dele. Simone e Luís conversaram durante a festa, trocaram alguns flertes, e nas semanas seguintes já eram namorados. O fato de Simone estar com Wagner, ou de Luís ser casado com Valéria, não era impeditivo algum para eles.

Simone acabou terminando com Wagner, que não conseguia admitir a situação de ter sido trocado pelo próprio cunhado, que inclusive ainda era marido de sua irmã. Uma festa, uma única festa de família, e ele perdera a mulher por quem estava apaixonado, além de arranjar um problema para o casamento de sua irmã caçula. Juntou-se isso ao problema de alcoolismo e aos fantasmas que ele carregava desde a guerra.

O resultado foi que Wagner foi encontrado fechado dentro do porão da casa dele, junto ao gás do fogão da cozinha, que estava aberto. A causa da morte foi intoxicação por GLP (gás liquefeito de petróleo), que contém, entre outras coisas, butano e propano: gases que possuem densidade muito maior que o ar que respiramos, e por isso têm o efeito de expulsar o oxigênio da parte de baixo do ambiente, causando asfixia.

E foi assim que Valéria perdeu o irmão. O mesmo irmão que tocara violino em seu casamento estava, agora, morto, porque o noivo daquele mesmo casamento, seu marido, estava tendo um caso com outra mulher.

Os meses seguintes foram o caos. Luís estava tendo deliberadamente um relacionamento com Simone. Assumiu o caso para todo mundo, inclusive para os filhos. Fábio brigou com o pai, mas não houve jeito: seis meses depois da morte de Wagner, Luís saiu de casa para ir morar com a amante. Na mesma casa que antes era do farmacêutico.

Tudo que Valéria havia deixado passar ou relevado sobre as outras amantes do marido acabou explodindo dentro dela: ela aguentara todos os casos de Luís, pois tinha a certeza de que ele não a deixaria. E agora ele a estava abandonando, indo embora, para morar com a ex-namorada de seu falecido irmão! Falecido, aliás, justamente por causa do *casinho* do marido dela.

O sentimento de rejeição a dominou. Simone não era mais nova que ela; todos regulavam na mesma faixa etária. O que ela tinha? Era mais bonita? Valéria não conseguia aceitar. Nenhum escândalo, porém, conseguiu fazer Luís ficar em casa.

A casa de Simone não era tão longe da casa de Valéria. Ficava na Cidade Ademar, bairro vizinho ao Jabaquara. Ela não se deu por vencida: foi até a casa de Simone e começou a gritar por satisfações. A confusão estava armada. No meio da gritaria, Luís não se segurou: deu um soco na cara da esposa, na frente do portão da amante, e quebrou o nariz de Valéria. Ela precisou ir direto ao Hospital da Beneficência Portuguesa, levada pelo seu filho caçula, com o nariz jorrando sangue.

Tudo isso, obviamente, não foram motivos para Valéria parar de amar o marido. Luís foi até a casa de Valéria, e ela aceitou suas desculpas prontamente.

Foi então que a situação se inverteu: Luís passou a ser o namorado oficial de Simone, continuava a morar com ela, mas virou amante de Valéria. Os filhos não aceitavam isso, mas Luís pulava a janela da casa para entrar do quarto de Valéria. Ela, apesar do baque que havia sofrido por não ser mais a companheira oficial de Luís, se conformou com a posição de amante. Era isso ou nada.

Simone não sabia do "caso" que o namorado tinha com a esposa dele (por mais bizarra que essa frase seja). Do mesmo jeito que Luís enganava Valéria, agora estava enganando a amante. Para Valéria, antes de ir morar com Simone, ele costumava dizer que ele ia fazer um plantão noturno para a Caixa Econômica. Como Luís trabalhava de segurança, a desculpa era aceitável. Talvez usasse a mesma desculpa para sair da casa de Simone e invadir o quarto de Valéria.

Agora a situação era essa: ele dormia com ela, mesmo estando na casa da outra. Mas não se podia dizer que Valéria era totalmente inocente na história. Não era uma situação que ela apenas aceitara, e sim uma situação que ela buscara: depois que o marido saiu de casa, ela começou a persegui-lo de um jeito que deixaria qualquer agente da CIA para trás. Ela ia até o trabalho dele, seguia-o pelas ruas, insistia. Pressionava, pedia que ele voltasse. Queria ele, de qualquer jeito. A vida de Luís estava um tanto quanto difícil, até que ele aceitou ser seu amante.

Quatro anos se passaram assim, e Valéria não perdia uma oportunidade de implorar que o marido voltasse. Pediu, pediu, pediu. Até que, ela não sabe se foi por alguma briga com Simone, Luís aceitou voltar com ela, depois de Valéria muito implorar.

Luís voltou para casa bem a tempo de ver a neta Domênica nascendo.

Era muita inocência achar que Luís voltara para casa tendo cortado as relações com Simone. A verdade era que os papéis haviam se invertido novamente: a esposa que era amante voltou a ser esposa, e a amante que virara esposa havia voltado a ser amante. Valéria sabia disso, mas ainda assim jamais pensara em pedir divórcio. Ao invés disso, passava os dias com os nervos à flor da pele e pedia para suas netas espiarem o paradeiro do avô.

— Vou receber a aposentadoria na Caixa — dizia Luís.

E, no instante seguinte, Valéria ia recrutar as netas Fabiana e Domênica, filhas de Fábio e Zulmira, para olharem, da laje, se o carro de Luís estava na frente da casa de Simone. As netas pequenas achavam que tudo não passava de brincadeira e faziam o serviço de espiãs com honra. E a resposta era sempre afirmativa. Ele estava, sim, com Simone. E a atitude dela era a mesma de sempre: não fazia nada. Ao menos ele era, novamente, seu esposo.

Em 1985, Luís decidiu que eles se mudariam para o sítio que a família comprara, no distrito de Cipó, em Embu-Guaçu. Domênica, que a essa altura tinha doze anos, Zulmira, Fábio e todos os parentes ajudaram com as mudanças. A casa que Valéria e Luís moravam em São Paulo foi dada ao filho mais velho Leandro, que havia se divorciado da esposa. Não podiam dizer que estavam tristes com isso: a esposa era a moça negra que Valéria nunca aceitara, portanto o divórcio não era assim uma notícia tão ruim.

Morar no sítio era, mais do que um acontecimento novo, a possibilidade de ter Luís finalmente longe de Simone. Valéria estava muito feliz com a mudança e aceitou ir morar no interior sem pensar duas vezes.

Mas, pouco tempo depois de se mudarem, Luís também percebeu que a mudança significava a distância da amante. E então tomou a decisão definitiva:

— Valéria, eu quero me separar de vez. Quero você fora daqui.

E foi isso. Ele simplesmente a queria fora do sítio. Fábio, Zulmira e as netas foram até lá para ajudar Valéria a pegar suas coisas. Quando chegaram, viram os dois brigando por coisas minúsculas, como caixinhas e bibelôs.

— Essa caixinha é minha! — gritava Valéria.

— Sua coisa nenhuma!

Luís foi botando todas as coisas pra fora, literalmente enxotando-a da casa. O filho Fábio foi colocando tudo no carro, até que a única coisa que faltava levar era a própria Valéria, que estava inundada num mar de ira e tristeza. Ela simplesmente não tinha onde morar. A casa que morava anteriormente estava ocupada pelo filho Leandro, e a casa do sítio, que ajudara a construir, em breve estaria sendo cuidada por Simone. *Adiantara alguma coisa todo aquele orgulho por ser a esposa legítima?*

Ela estava tomada pela humilhação. Morou um tempo com Leandro, depois morou com a filha mais velha,

Cidinha. Ainda que estivesse sendo levada de um lugar a outro, como um cão sem dono, ela não pensou em pedir a separação. O que era óbvio aconteceu: Simone foi morar com Luís no sítio. E o que era para ser um lugar de salvação, o lugar onde ela finalmente estaria livre da traição do marido, tornou-se o oposto. O sítio era a encarnação geográfica da rejeição de Luís. O ponto-final. O lugar que o obrigara a, finalmente, escolher. E a escolha não era ela.

Longos anos se passaram, e Valéria já era uma senhora idosa de 65 anos. Apegou-se à única coisa que sabia que gostava de fazer desde os doze anos: costurar. As linhas, agulhas, botões e o barulho da máquina a tiraram da depressão que se afundava sobre ela. Os tecidos e as tesouras tomavam sua atenção, e não deixavam que ela pensasse no quanto estava sofrendo pelo marido e a amante. Também passava roupa para fora, e o ferro a distraía tanto quanto as agulhas. Ficava dia e noite costurando, até que conseguiu juntar dinheiro para comprar um apartamento em Diadema.

Vários amigos e parentes lhe davam conselhos para se cuidar, se divorciar, renovar-se, arranjar outro homem. Conselhos que jamais foram escutados. Valéria nem sequer olhava para o lado.

– Tenho vergonha dos meus filhos – dizia.

Os filhos aceitariam que a mãe encontrasse outro companheiro? Aceitaram as traições do pai, não? Mas era diferente. Ela era mulher. Arranjar outro marido era inconcebível. Um homem podia ter suas escapadas, e até uma "escapada" que se transformasse em um relacionamento de dezessete anos, como o de Luís e Simone. Mas ela, não.

Era mesmo os filhos que a prendiam? Ou seria a lembrança do que seus pais falavam? "Uma mulher não pode ficar sem marido." Mas ela *estava* sem marido! Mas o papel dizia que era casada. Era o que estava no papel que importava. Não era? Não sabia. Todos os conceitos de boa moça que aprendera entravam em choque com sua realidade. Escutava no rádio as músicas que Luís costumava tocar no violão e caía no choro. Nenhuma linha ou agulha poderia tirá-la dessa tristeza, até que a música acabasse.

Mas se firmaria a isso: jamais pediria o divórcio. Luís pagava uma pensão para ela, que ele levava todo mês, pessoalmente. Entregava o dinheiro nas mãos dela. Era um terço do que ele ganhava. Talvez, com o divórcio, ela ganharia muito mais. Afinal, ela teria direito a metade do valor das casas do Jabaquara e também a metade daquele sítio onde ele vivia tão feliz com a viúva-negra do farmacêutico. Mas isso significava não ter a palavra "casada" em seu documento. Significava não ser legalmente esposa de Luís. Significava ser uma mulher divorciada. Então, ela nunca pediu.

Como o ciclo continua, a filha de Valéria seguiu os passos das mulheres da família e se casou aos dezessete anos. O marido era alcoólatra, e ela passou por situações muito difíceis, até que acabaram se separando, três anos depois de casados, por decisão do marido.

Seu filho Leandro acabou se casando novamente, com outra mulher negra. Por fim, a família teve que aceitar a ser menos preconceituosa.

Valéria dizia que Fábio era o único a ficar casado, pois só tivera Zulmira como esposa. Novamente, era o papel que importava, e não a situação do casamento.

Sua nora Zulmira falava que essa dependência de relacionamentos não era só questão de família. Era questão de época. As mulheres da época de Valéria aprendiam a serem submissas a qualquer atitude do marido. E isso era passado de mãe para filha. E os filhos dessas mães aprenderiam a tratar as esposas do mesmo jeito que os pais trataram suas mães.

Depois de dezessete anos, Luís e Simone continuavam vivendo no sítio. O tempo também passara para eles, é claro: ambos estavam com mais de sessenta anos, Luís beirando os setenta e dois. Uns anos antes, Luís tinha feito uma cirurgia de catarata. Mas ele não teve os cuidados pós-cirúrgicos que foram recomendados: usava um colírio anestésico e achava que estava tudo bem; com isso, acabou perdendo a visão do olho direito.

Mas a vida deles prosseguiu normalmente. Até que Simone descobriu que estava com uma úlcera de perna, uma ferida causada pelo diabetes. A lesão da perna estava em tratamento, e Simone ia ao médico periodicamente para cuidar do machucado. Ela fazia também um tratamento espiritual num centro espírita, onde Luís a levava e acompanhava sempre que era preciso.

Um dia, Luís foi levar Simone ao centro, como era de costume. E tudo estaria bem se não fosse a falta de visão do olho direito. Tudo estaria bem, se não fosse o poste, do lado direito. Tudo estaria bem se Simone não estivesse sentada no banco da frente, lugar do passageiro, ao lado direito.

Depois Luís diria que Simone tentou segurar a direção, para ajeitar o carro, e que foi isso que o fez perder o controle. Mas a verdade era que ele simplesmente não viu: o carro foi direto no poste.

Simone bateu o tórax no painel do carro. Suas costelas foram quebradas. Luís foi jogado para fora do carro e não teve grandes complicações.

Quando chegou ao hospital, Luís não sabia qual era a situação da amante. Mas para uma pessoa com diabetes descompensada, os machucados do acidente equivaliam a uma sentença de morte.

Assim que ficou sabendo do acidente, Valéria correu para o hospital. Ficou lá todo o tempo que Luís precisou de cuidados.

Ela estava lá quando ele começou a chorar ao saber o estado de Simone.

— Ela está morrendo — ele disse, aos prantos.

Valéria o amava demais. Não interessava se era pela amante que ele estava chorando, Valéria chorou com ele. Chorou, com todo o coração, pela mulher que mais odiava na vida. Porque seu marido estava chorando e, se ele chorava, ela também choraria.

A notícia da morte chegou um pouco depois. Luís ficou arrasado com a perda. Amava Simone e não tinha medo de dizer isso. Dissera na frente de todos quando ela estava viva. E diria agora. Ele precisou de observação, e a neta Domênica, que era psiquiatra, receitou um remédio que ajudou o avô a ficar menos deprimido.

Valéria continuava magoada. E estava indignada. Qual era o mote famoso sobre o casamento? "Até que a morte os separe". Mas não foi com ela que ele quis ficar para sempre, até que a morte separasse. E, no fim, foi apenas isso que funcionou para que ele se separasse de Simone: a morte.

Mas ela estava morta. Era o começo de uma nova fase na vida de Valéria. Agora que a amante não existia mais, nada poderia impedir Luís de querê-la de volta.

Por isso, Valéria fez com que a filha Cidinha a levasse até o sítio. Ele estava bem, recuperado, e já voltara para casa. E ela aceitaria novamente a condição de sua esposa de braços abertos.

— Eu não quero que você volte.

Foi isso que escutou quando chegou ao sítio. Ele falou na frente de Cidinha e de quem mais estivesse lá. Não a queria mais. O fato de Simone estar morta não mudava isso. Luís novamente a botou pra correr, e ela de novo saiu daquele sítio com a sensação de cão enxotado.

Dois anos se passaram, e ele continuou morando sozinho. Nesse meio tempo, porém, Luís arranjou uma namorada muito mais jovem que ele, com cerca de quarenta e cinco anos. Mais tarde, descobririam que ele fez um financiamento para essa mulher, comprou carro, computador e vários outros presentes. Mas ela não chegou a ser conhecida pela família, e seu nome nem era lembrado. E o julgamento que algumas pessoas fazem a relacionamentos em que a mulher é uma vida inteira mais nova que o namorado, nesse caso, se mostrou verdadeiro: ela estava muito interessada no financiamento e nos presentes, mas quando ele realmente precisou de uma companheira, ela simplesmente desapareceu.

O momento em que ele precisou de alguém foi em maio de 2006. Ainda morava sozinho, e fazia muito frio no sítio. Por isso, Luís tinha uma lareira, que ele alimentava com lenha sempre que precisava de calor ou de um ambiente romântico.

De repente, algo totalmente trivial mudou toda a sua vida: uma das madeiras da lareira estava no chão. Um pedaço em formato de cilindro, bem ali, onde não devia estar.

Luís pisou na madeira, que virou sob seus pés. Ele se espatifou no chão, caindo com as nádegas direto no piso. A dor foi imensa, e ele não conseguia se mexer: ficou a noite inteira deitado no chão, pois não havia ninguém para socorrê-lo. De manhã, quando a empregada que o ajudava com a limpeza da casa chegou, ela o encontrou ainda estatelado no mesmo lugar que caíra.

A empregada ligou para Fábio, que foi buscar o pai para levá-lo ao hospital. Diagnóstico: ele quebrara o osso mais longo do corpo humano. A fratura do fêmur o fez ficar muito debilitado, e ele nunca mais se recuperou totalmente.

Enquanto a namorada de quarenta e cinco anos desapareceu quando soube que ele tinha quebrado a perna, uma certa Dona Valéria de oitenta anos fez as malas e foi para o hospital no mesmo dia que soube do ocorrido.

Luís já estava muito idoso, com oitenta e sete anos. O fato de ter quebrado um osso tão importante e ter passado a noite inteira com dor o fez entrar em delírio. Ao ver Valéria ao lado dele, no hospital, a única coisa que ele fazia era chamá-la de Simone. Mesmo depois da morte, ali estava ela.

As enfermeiras do hospital começaram a chamá-la de "Dona Sônia".

— Meu nome não é Sônia! — ela dizia, irritada. — É Valéria.

— Mas ele fica chamando esse nome! — disse uma das moças.

Elas entendiam "Sônia", pois Luís não falava com uma dicção tão boa. Balbuciava o nome da amante o tempo todo, e as enfermeiras achavam que era o nome de sua esposa.

— Ela é a outra.

Valéria explicou que o nome correto era Simone e contou a elas toda a história.

— E o que a senhora está fazendo aqui? — perguntou uma enfermeira, indignada. — Depois de tudo que ele te fez, vai cuidar dele?

Valéria disse que sim. Ia cuidar dele. Amava-o mais do que tudo, e amaria de qualquer jeito que ele viesse. Pedia ele de volta, em todas as orações que rezava, durante todos esses anos. Na igreja, no altar, em sua casa. Pedia ele de volta, sempre. Agora, ela o tinha.

Valéria pediu a ele que voltassem a ficar juntos, e eles voltaram. Mas não porque ele aceitou. O motivo pelo qual ele foi morar de volta com Valéria e os filhos foi um só: não tinha opção. Ele só voltou a ficar com ela quando não tinha mais possibilidade de dizer sim ou não.

Luís precisava de uma operação para consertar o fêmur, mas os médicos não conseguiram completar a cirurgia, pois ele tivera uma arritmia cardíaca durante o procedimento. Devido à idade, acharam que tentar fazer a cirurgia novamente seria um procedimento muito arriscado. Por isso, não pôde ter sua perna consertada.

Com o fêmur danificado, ele acabou ficando com uma perna mais comprida que a outra. Luís tinha cada vez mais problemas de angulação para andar e começou a ficar a maior parte do tempo deitado.

Aí veio a depressão. A tristeza pela morte de Simone voltou. Não poder voltar a viver sozinho, no sítio que ele adorava, também o entristeceu. E, principalmente, o fato de não poder andar e de se ver obrigado a voltar aos cuidados de Valéria, o que ele de forma alguma queria, o abalou ainda mais.

Todo o resto de seu machismo, de ser o homem da casa, ruiu por terra quando ele começou a precisar de ajuda para tomar banho.

— Olha aqui! — disse um dia Luís, para a neta Domênica, mostrando a Bíblia. — Está escrito aqui que um homem viver com mais de sessenta e cinco anos é humilhante! Eu já devia ter morrido faz tempo.

A depressão foi ficando cada vez mais forte, até o momento em que ele se recusou a comer.

O fim de Luís foi, de certa forma, o fim de Valéria. Apesar de toda a humilhação que passara durante a vida, ela sempre havia sido uma pessoa ativa: pegava ônibus, trem e lotação para visitar uma comadre, ia até o bairro do outro lado da cidade porque ouvira que o leite lá era mais barato, visitava conhecidas e amigas, ia comprar linhas e tecidos coloridos para suas costuras.

Mas, no momento em que ela finalmente tinha Luís ali, ao seu lado, ela se transformou. Engordou, também parou de andar. Afinal, tinha inconscientemente a ideia de que ia para onde o marido fosse. Se ele chorasse, ela chorava. Se ele parasse de andar, ela também pararia.

Manteve-se minimamente ativa, pois queria cuidar dele. Mas a ironia dramática da situação era óbvia. Ela tinha, agora, tudo o que pedira a Deus, só que de um jeito que ela não podia aproveitar: Luís viera até ela obrigado, estava preso numa cama, e isso era o que o mantinha ali. Não seu amor.

Ele queria voltar para o sítio, mas Valéria jamais aceitaria. Enquanto aquele era o lugar de liberdade e alegria para Luís, representava apenas o martírio para Valéria. E ele não podia opinar, já que não andava. A ideia de ir sozinho pro sítio era apenas um sonho.

Luís também reclamava que a camisa não estava tão bem lavada, que a calça não estava com vinco.

— A Simone passava roupa direito.

E continuava falando o quanto a amante falecida era melhor em todos os aspectos.

Valéria fazia comida para ele, e Luís cuspia tudo fora. Sujava a roupa, a cama. Não queria comer, não queria os cuidados dela. Ficou quase quinze dias sem comer nada, e ela via que ele definhava.

Ele continuava chamando-a de Simone, o tempo todo. Valéria se irritava e corrigia-o. Ele pedia desculpas, mas não tinha mais nenhuma expressão em seu rosto.

Era assim que ela o tinha.

Certo dia, Fábio havia saído com Valéria, e Zulmira estava sozinha na casa com Luís. Era dia 5 de janeiro de 2012. Ele havia ficado bem apegado a ela nos últimos meses. Eles se esqueceram do quanto haviam brigado, como sogro e nora, e agora pareciam se dar muito bem.

Zulmira foi conversar com ele e começou a pedir desculpas por todas as desavenças que tinham tido desde que ela passara a morar com eles. E agradeceu por ele ter gerado o Fábio, o amor da vida dela. Era o tipo de coisa que Valéria falaria se também tivesse presenciado os últimos instantes do sogro.

E, enquanto falava, Zulmira foi tocando de leve o rosto de Luís, sentindo a pele esfriar aos poucos. O rosto, o pescoço, as mãos. Tudo esfriando, até que ele ficou totalmente mole. Minutos depois, já estava duro como pedra. Ela lá, sozinha com ele. E ele morto.

Foi apenas mais uma das vezes que Zulmira tinha a morte como companhia.

Quatro meses depois da morte de Luís, Valéria estava na cama. Raramente se levantava. Engordara mais e se lembrava pouco das coisas. Às vezes, se sentava na beira da cama e balançava os pezinhos. Ou abraçava sua boneca Ruth: uma boneca que ganhara aos três anos de idade e tinha acompanhado Valéria por longos oitenta e três anos. Desde uma época em que ela nem conseguia se lembrar. A boneca estava com ela durante os poucos anos que estudou. Quando cuidou da casa. Quando conheceu Luís. Quando perdeu Luís. Quando ele voltou. E agora, quando o perdeu para sempre. Quando ele finalmente tinha ido para um lugar onde ela não poderia mais acessá-lo, a boneca ainda estava com ela. Em frente à cama em que ela estava deitada, estava o retrato de Luís. Sorrindo. Com um gato nos braços. Os olhos verdes voltaram a marejar. E ela jurou amor eterno mais uma vez.

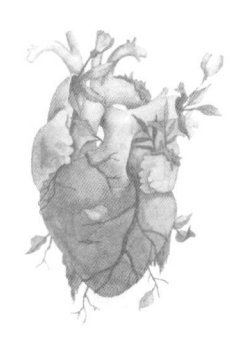

Zulmira

Só agora ela via o quanto ele era bonito.

Um senhor alto, de pele bronzeada e cabelos castanho-claros. E ela sabia que, por baixo daquelas pálpebras fechadas, estavam dois pares de olhos do mais puro azul que ela já vira. Lindo.

E por que só agora ela via a beleza dele? Despertou de seu devaneio quando vieram avisar que iriam fechar o caixão.

Seu pai estava morto.

Quatro anos antes, Zulmira havia se casado. Antes disso, nos quatro meses que morara na casa de Fábio sem estar casada, a situação a deixava extremamente constrangida. Em 1970, morar com o namorado não era lá a coisa mais normal do mundo. Apesar de dormir num quarto separado do de Fábio, ela tinha medo de "ficar falada", como diziam. E a convivência na casa também não era das melhores.

O terreno onde os sogros moravam, no Jabaquara, era bem grande. Tinha mil metros quadrados, e lá ficava a casa de Luís e Valéria e da cunhada Cida. E era lá que ficaria a casa dela quando se casassem. Mas, ainda assim, Zulmira se sentia uma intrusa.

Dizem que os machos da maioria das espécies lutam por território. Mas, na espécie humana, Zulmira tinha a impressão de que era o contrário: as mulheres da casa começaram, quase que instantaneamente, a lutarem pelo poder do espaço. Zulmira achava que a sogra e a cunhada estavam com ciúme dela.

— Você não precisa cozinhar pra ele — disse Valéria, a mãe de Fábio. — Eu continuo fazendo a comida.

Parecia que qualquer coisa que ela fazia era vista como se estivesse desafiando, e não como ajuda. Ela estava morando lá, tinha que se mostrar grata! Mas tudo tinha de ser feito pela sogra ou pela cunhada, senão não estava certo.

Depois do casamento, a sensação de ser estrangeira não passou. Valéria queria ser dona de casa, mesmo dentro da casa de Zulmira. O sogro também queria impor regras: até o jeito que a nora guardava a vassoura era monitorado. Ela tinha que colocar a vassoura deitada, e não de pé. Seu Luís também não queria que o terreno tivesse portão, por mais que Zulmira insistisse que queria privacidade. O portão só foi finalmente colocado depois que pessoas entraram, durante a noite, e roubaram as casas.

Pra completar, ela se sentia presa.

— Você não tem motivo pra sair de casa – disse Fábio.

Ele não queria que ela saísse, de jeito nenhum. Zulmira pensou em voltar a estudar, ou arranjar um outro emprego.

— Eu não quero que você vá. Pra que você vai estudar? – disse ele, e Zulmira quase teve um déjà-vu.

— Você não precisa mais sair pra nada – continuou. – Eu aguento as pontas.

Então, ela parou de trabalhar. Saiu da Baumgart e parou de arrumar os cigarros no maço.

Zulmira não teve um pedido de casamento. Hoje em dia, ela ficava pensando se eles se casaram porque realmente queriam ou se foi porque não havia outra saída. Mas casaram-se numa igreja, e Zulmira estava muito feliz. Tinha conseguido sair do inferno e estava com um marido que a amava. Isso lhe bastava.

Era dia 30 de março de 1971. E Zulmira só conseguia pensar em qual seria o problema com o dia 30 de março. Exatamente nesse dia, em 1969, ela tinha sido jogada na rua. Deixara o prato com o arroz, o ovo e o tomate, e ficara sem rumo. Lembrava nitidamente da sensação. Era como se o chão não existisse. E agora, dois anos depois, exatamente no mesmo dia, ela sentia a vida indo embora. Ia morrer, sentia que ia morrer.

Cerca de cinco meses depois de se casar, Zulmira engravidara. Tinha dezenove anos, a mesma idade que a sogra tinha quando teve a filha mais velha. Sentia-se muito nova, e obviamente tinha medo. Não sabia que seria mais difícil do que pensava.

Em março, com os exatos nove meses de gestação, entrou em trabalho de parto. Zulmira teve uma menina linda, por parto normal, que colocou o nome de Fabiana.

Mas a placenta não saiu de dentro dela. A placenta havia grudado no útero. Quando o médico puxou, a placenta descolou, junto com a pele uterina. Zulmira começou a ter hemorragia. A quantidade de sangue era enorme. Sua pressão caiu bruscamente, uma buzina começou a tocar, e ela se sentiu indo embora.

Continuava ouvindo a sirene, em algum lugar muito longe. Pensou em muitas coisas, entre um desmaio e outro. Na filha que acabara de ter. Em Fábio. No aborto que a mãe sofrera com o primeiro filho. E na maldição do dia 30 de março.

Em algum momento sentiu alguém colocando alguma coisa em seu rosto. Uma máscara? Ela sentiu o ar. Ouvia uma enfermeira choramingando:

— Coitadinha! Coitadinha, tão bonita e tão novinha!

Isso significava que ela estava morrendo.

De repente, breu.

Acordou com o médico batendo no seu peito, sem entender por que a estavam apertando daquele jeito. A máscara de oxigênio ainda estava em seu rosto

Depois de um tempo, depois de muita dor, apertões e procedimentos médicos que ela não entendia, Zulmira voltou a ter consciência. Eram balões, soros e muita transfusão de sangue. Dois litros do sangue de desconhecidos estavam, agora, correndo em suas veias. E era por isso que ela ainda estava viva.

Mas esses desconhecidos não eram perfeitos. Nessa época, não se fazia alguns exames antes de doar sangue. Por conta da transfusão, Zulmira acabou pegando Hepatite C. Só descobriu isso muitos anos depois, num exame de rotina, onde viu que o próprio corpo havia combatido a doença que nunca se manifestara. Mas, até hoje, faz acompanhamento para que nunca fique doente.

O dia 30 de março, definitivamente, tinha algum problema.

Zulmira tinha deixado sua antiga casa definitivamente para trás. O que ela mais queria era isso: deixar o passado pra lá. Sem lembranças da sujeira, da falta de comida, das surras, dos castigos ou do que o pai fazia com a mãe, com ela e os irmãos. Agora, ela morava com a família do marido, tinha uma filha pequena pra cuidar. Trabalhava lavando roupas, um dos poucos trabalhos que Fábio permitia que ela fizesse (outro déjà vu?). Cuidava do lar e do terreno onde a família morava. Vivia sua vida.

Mas Zulmira ainda se lembrava de Tuca, o irmãozinho que ela cuidava, chorando quando ela foi embora. Ficou sabendo, através da irmã, que as brigas continuavam muito sérias na casa dos pais. Zulmira tentava se abstrair, não fazer mais parte daquele mundo. Mas as notícias ainda a magoavam. Era impossível ser alheia a tudo. A irmã Zelina também não conseguira sair totalmente do círculo.

Por Zelina, Zulmira ficou sabendo que o pai começara a tentar abusar sexualmente de Zaíra, a Brigitte. Mas, dessa vez, as coisas não ficaram tão escondidas: assim que perceberam isso, houve uma briga séria entre todos os irmãos, contra o pai. Zelina, que sofrera aquilo a vida toda e não suportaria ver a irmã mais nova sofrer o mesmo, foi até a casa e bateu em Álvaro. Ricardo, o quarto filho, defendeu a irmã, e Álvaro começou a bater em todos de volta. Eles estavam se rebelando.

Rubens, o mais velho, após sofrer toda a adolescência com as surras e os castigos humilhantes do pai que o obrigava a usar vestido, ficava mais fora de casa do que dentro. Ao contrário de Ricardo, que começou a comprar briga com o pai, Rubens simplesmente se focou na vida das ruas, ficando o mais tempo possível fora de casa.

Mas Rubens estava se tornando um delinquente. Usava drogas, tivera vários problemas com a polícia. Por conta disso, foi o próximo a ser expulso de casa, logo depois de Zulmira.

E o seguinte a ser expulso foi Ricardo. Mas não sem antes ter uma briga séria com o pai. Com Rubens fora de casa e Tuca tendo apenas cinco anos, Ricardo era o único homem do lar, além de Álvaro.

Ricardo não conseguia ficar quieto perante as atitudes de Álvaro, e muitas vezes tentava se pôr de frente ao pai, e acabava sendo surrado em todas elas. Uma época tentou a mesma saída que Zulmira também chegara a pensar: tentou suicídio tomando vários comprimidos.

Quando o pai viu o filho desacordado, não tentou reanimá-lo. Tentou bater nele. Arrastou Ricardo pelo braço, pela casa toda, pelas escadas. Ele foi levado ao hospital com overdose de comprimidos e as costas totalmente esfoladas. Uma lavagem o impediu de concluir o objetivo, e ele voltou pra casa, vivo, para presenciar o mesmo de sempre.

E o mesmo de sempre incluía as surras diárias de Margarida. Mas, certo dia, Álvaro bebeu mais do que o costume e, por consequência, estava sendo mais violento do que o costume.

E Ricardo se revoltou. O único motivo pelo qual ninguém nunca se defendera ou revidara era porque ninguém conseguia ser mais forte que o pai. Mas ele era jovem, e agora tinha a força física que lhe faltara na infância.

Não suportava mais ver a mãe apanhando. Levantou-se contra o pai, para lhe devolver com a mesma linguagem que ele ensinara aos filhos como a única existente: a violência. Ricardo quebrou o braço de Álvaro, e isso criou outro rebuliço na família.

Pela revolta do filho contra ele, Álvaro expulsou Ricardo de casa, aos dezessete anos, sem um tostão e sem possibilidade alguma de retorno.

Ele estava passando fome. Margarida chorava e tentava passar alguma comida pelo portão, para o filho. Ricardo comia tudo escondido, pois sabia que, se o pai descobrisse, Margarida apanharia muito. E estava assim, comendo o que conseguia achar e vivendo nas ruas.

Ele tentava buscar ajuda em todos os lugares que podia. Zulmira o viu na frente de sua casa, mais de uma vez.

– Zu... – ele chamava. Sujo, fedendo a falta de banho.
– Zu... .

E ela não podia colocá-lo pra dentro. Era horrível admitir, mas ela teve vergonha do irmão. Ela o amava e sabia que ele era tão inocente quanto ela no dia que foi posta pra fora. Mas ela não podia. A casa não era dela, e a família do marido iria contra se ela tentasse salvar o irmão. Não podia. Ela estava tentando se ajudar, e para isso não podia ajudá-lo.

Além disso, a presença dele doía. Doía, porque ele lembrava tudo o que ela gostaria de esquecer. As surras, os abusos, o terror. Ele era a imagem viva do inferno de onde ela fugiu.

– Zu... – ele gemeu, mais uma vez.

E ela chorou, sem abrir a porta.

No dia de Ano-Novo, 31 de dezembro de 1971, Zulmira estava varrendo o quintal quando sentiu um calafrio. Chegou a tremer os ombros, inquieta.

– Aconteceu alguma coisa – comentou com Fábio.

Mas não tiveram notícia alguma de nada naquele dia. Mas, nos dias seguintes, Ricardo não aparecera mais para pegar comida no portão da casa da mãe.

Margarida ficou apavorada. Começou a procurar o filho nas horas que Álvaro não estava em casa. Procurou, andou para todos os lugares. Ninguém sabia dele.

No dia de Reis, em 6 de janeiro de 1972, Margarida foi ao necrotério.

– Esse é meu filho!

Ele estava lá, junto a outros mortos. Com um tiro na nuca.

Descobriram que Ricardo tinha sido morto por um policial enquanto participava de um assalto. Ricardo era o motorista do grupo de assaltantes. O carro não era dele, mas era ele quem dirigia para o grupo. Por ironia do destino ou não, ele havia morrido na mesma função que o pai exercia: motorista.

Descobriram que ele participava desses assaltos para conseguir algum dinheiro. Era o meio mais rápido de conseguir grana o suficiente para não morar nas ruas.

Tudo parecia ser apenas mais um assalto. Mas, quando os assaltantes foram fugir, a polícia viu o carro. Começou uma perseguição, na qual Ricardo cantava pneus para não serem pegos. E então, ele entrou em uma rua. Sem saída.

Ouviram o barulho da explosão do tiro, e uma bala atravessou os vidros do carro e foi direto na nuca de Ricardo. Muitas horas mais tarde, naquele mesmo dia, a cidade inteira escutaria outros barulhos semelhantes a tiros.

Eram fogos de artifício. Era dia de Ano-Novo.

Zulmira nunca tinha perdido alguém tão próximo. Quando viu que o defunto que estava dentro do caixão era seu irmão, entrou em um estado de torpor.

— Oh, Ricardo... — gemia ela, tocando sua testa fria. — É mentira que você tá morto!

Ricardo, o mais forte, o único que defendia os irmãos e que não era indiferente a tudo que acontecia dentro de casa. Ricardo, o que defendia a mãe. O que pegava o resto de comida na feira quando eram pequenos para as irmãs não ficarem com fome. O que havia gemido na porta da sua casa havia pouco tempo. E ela não abrira a porta.

Zulmira chorou sem parar durante sete dias e sete noites.

Seis meses depois, Álvaro foi até a delegacia ver o policial que tinha matado o filho. Queria saber mais sobre o dia e sobre como acontecera. E, principalmente, quem dera o tiro.

O policial veio falar com ele. Disse que tinha sido ele quem matou Ricardo e colocou a pistola em cima da mesa, sem um pingo de remorso.

– Foi com essa arma, aqui – disse a Álvaro, com o orgulho do trabalho feito.

Álvaro saiu de lá cabisbaixo. Era um caco de homem. Ele tinha destruído a família dele. A filha mais velha foi embora depois de ter sofrido nas mãos dele. A segunda filha, Zulmira, também tinha ido embora, expulsa por ele. Rubens era um marginal, drogado e traficante, e também tinha ido embora. E Ricardo. Ele o pôs para fora. Praticamente obrigara o filho a virar assaltante. E, agora, ele estava morto.

Fez o que sabia fazer: bebeu.

Bebeu mais ainda do que bebia antes. Bebeu mais, porque a quantidade de bebida pra ficar alegre é menor do que a quantidade de bebida pra não ficar triste.

Os meses seguintes foram de um abismo para um lugar muito mais sombrio, onde bater nas pessoas não resolvia em nada para se sentir melhor.

Álvaro começou a realmente perder a razão, a cair num estado de confusão e ter picos entre violência e depressão. Por fim, acabou sendo internado em um hospital psiquiátrico.

Com o dinheiro que conseguira juntar, Zulmira e Fábio compraram um fusquinha vermelho. E era com ele que ela ia visitar o pai no hospital psiquiátrico. Ela ia lá sempre que precisava. Mas o motivo não era apreço ou pura bondade. Ia porque se sentia responsável: a mãe ainda trabalhava de cozinheira e ainda tinha a irmã Brigitte, a Zilmara e o caçula Tuca para criar. Sem contar Rubens, que sempre aparecia lá pra pegar dinheiro. Zulmira se sentia responsável por ir ver o pai, já que também era a única que tinha carro.

Álvaro ficou até 1974 indo e voltando das internações no hospital psiquiátrico para tratar do alcoolismo e da confusão mental. Até que começou a ir a outro tipo de hospital. Foi diagnosticado com câncer no intestino.

No dia 13 de junho de 1974, Álvaro ligou para Zulmira, pedindo que ela o levasse ao hospital. Mas Zulmira não estava na cidade: tinha ido a um rancho em Jacupiranga, passear com a família. Álvaro pegou um ônibus e foi sozinho.

No outro dia, Zulmira voltou para visitar o pai no hospital. Ele tinha sido operado, para tentar conter o câncer que se espalhava. Mas a operação não adiantou. Em 14 de junho de 1974, às treze horas, Álvaro Soares faleceu. Sozinho e cheio de remorsos.

E ela estava lá, olhando para ele, achando-o bonito pela primeira vez. Zulmira achava que o motivo era a total passividade dele. O pai estava morto. Não poderia ser violento com mais ninguém. Pela primeira vez, ele não era o homem assustador que poderia bater nela, que poderia bater na mãe, que daria castigos. Pela primeira vez, ele não apresentava ameaça. Ainda que estivesse doente nos últimos meses, só ali, dentro do caixão, ele lhe pareceu plenamente inofensivo. E só assim ela poderia se permitir parar de sentir medo e analisar o quanto ele era bonito.

Dizem que quando alguém morre, vira santo. Sempre que alguém morre, as pessoas parecem se esquecer de todo o mal que o morto fez em vida, e só lamentar e sofrer pela morte, lembrando todos os pontos positivos e as memórias felizes.

Zulmira, não. Ela não conseguia esquecer o que o pai fizera. Mas não o odiava, nem o culpava. Ela acreditava que ninguém é ruim ou cruel de graça. Todos nós temos algum motivo para nos comportarmos desse ou daquele jeito. Zulmira nunca soubera o que o pai havia passado, pois ele nunca contara. Sabia vagamente sobre a primeira esposa que morrera nos braços dele, sobre ele ter sofrido bastante com isso, sobre ter encontrado a mãe num restaurante e casado na delegacia. E sabia vagamente que Álvaro também apanhara muito quando pequeno.

Apesar do tio Fabiano, irmão do seu pai, dizer que Álvaro foi um dos que menos sofrera, pois era mais novo,

Zulmira tinha suas dúvidas sobre quanto seria esse "menos". Sabia, por exemplo, que o bisavô mandava todos os filhos trabalharem o dia inteiro.

O avô Benício Soares viera da Espanha, de navio. E chegara até a ter uma fazenda de café aqui no Brasil. Ele tinha dinheiro e posses. Quando o valor do café caiu, como consequência da grande quantidade de produto no mercado do chamado Ciclo do Café, o avô tentou suicídio.

E começou a cair. Conseguiu, com o dinheiro que sobrou, comprar uma casa grande na Praça Silvio Romero, onde Benício montou uma espécie de mercearia. Eles faziam pão, cultivavam horta e vendiam as verduras. O avô era muito severo com todos os filhos, e exigia, desde muito pequenos, que eles trabalhassem.

Certo dia, o irmão de Álvaro, que na época era apenas uma criança, esquecera de fazer o pão. Como castigo, o avô de Zulmira simplesmente jogou o filho dentro do forno a lenha. Não apenas jogou, mas trancou-o lá dentro, com o forno aceso. O irmão de Álvaro só não morreu porque conseguiu subir pela chaminé, mas ficou muito queimado e teve sequelas pelo resto da vida.

Era uma das poucas histórias que Zulmira sabia sobre a criação do pai. Não soube de nenhuma história diretamente de Álvaro, nem histórias dos tios, pois eles não falavam muito sobre isso. Mas sabia que alguém que era capaz de castigar um filho desse jeito, também era bem capaz de criar um filho traumatizado o suficiente para, no futuro, castigar os seus próprios filhos, amarrando-os no pau do balanço ou pendurando o ferro de passar quente em seus pescoços.

Zulmira ficou longos dias pensando sobre isso. Sobre a maldade. Parecia que em algum momento isso surgia, e ia passando de pessoa pra pessoa como uma herança eterna. Alguém maltratara o filho, e este repetiria o processo assim que sentisse que o poder agora era dele, assim que conseguisse sua própria família para torturar. E ele aproveitaria a oportunidade de bater para passar toda a raiva que afogara quando apanhara do pai. Castigaria tanto seus filhos, que tudo o que sofreu seria automaticamente transmitido para o próximo. E este, por sua vez, bateria nos filhos que tivesse.

Foi assim com o avô. Ele transmitira essa crueldade a Álvaro. E, obviamente, Álvaro transmitiu a alguém.

Desde que o pai começara a ficar mais tempo no hospital psiquiátrico do que em casa, Rubens voltava para pedir dinheiro para a mãe. Margarida via o braço do filho todo picado, mas ainda assim dava o que podia.

Depois que Álvaro morreu, Rubens voltou para a casa da mãe definitivamente. E o segundo mandato do terror começou.

Rubens era viciado em várias drogas. Fumava, injetava e também vendia. Tinha virado traficante quando saiu de casa e passou um bom tempo vendendo drogas. Mas consumia mais do que vendia, então precisava de dinheiro. Arrancava tudo o que podia de Margarida, até que começou a vender as coisas de casa para comprar drogas.

Zulmira estava fora disso, então não sabia dos detalhes. Só sabia que o inferno sempre dava um jeito de voltar. Brigitte, Zilmara e Tuca não teriam uma vida menos sofrida do que ela tivera.

Quarenta e seis anos mais tarde, Zulmira iria descobrir que Rubens abusava sexualmente do irmão mais novo Renato, mais conhecido como Tuca.

Como tudo na família era velado, ela não sabia exatamente como aquilo havia começado: se Álvaro já abusava de Tuca antes de Rubens, e depois Rubens continuou, ou se foi Rubens o primeiro a fazer isso com o menino. Tinha suas suspeitas, pois Tuca tinha pavor do nome de Álvaro, mesmo tendo perdido o pai aos nove anos de idade.

Só se sabia que depois de anos, Margarida contou o que acontecia ao filho mais novo. Zulmira se encheu de nojo e horror quando soube disso. Mas na sua cabeça veio, instantaneamente, todas as surras que Rubens havia levado na vida. Ele era o que mais apanhava, de todos. Lembrou das vezes que o pai colocara vestido nele e o amarrava, espancado, no pau do balanço. Vestido de mulher. Para todo mundo ver.

Não havia desculpa para o que Rubens fizera, mas era óbvio que tudo o que passou nas mãos do pai afetara a cabeça dele. Agora que estava crescido, ele também precisava fazer um menino mais fraco se passar por "mulher". E ele também tinha a memória do que o pai fazia na irmã mais velha. Ter convivido com o abuso sexual na família, junto com a humilhação psicológica que sofrera, acabaram diminuindo a consciência de Rubens para o que seria ou não errado fazer com um irmão.

O fato é que, até onde se sabe, Tuca sofreu abuso do irmão por muito tempo.

Na adolescência, Tuca se revelou homossexual. Além dos traumas dos estupros incestuosos que sofreu do irmão mais velho, desde a infância, que já geravam sentimentos de humilhação, conflito e culpa, Tuca ainda teria que lidar com mais um fantasma: o de uma sociedade preconceituosa.

A questão é: Tuca era um adolescente homossexual, vivendo na década de 80. No começo dessa década, uma nova doença começou a fazer um rebuliço pelo mundo e havia dois grupos de risco que corriam o perigo de pegá-la. Os homossexuais e usuários de drogas que compartilhavam seringas pareciam ser os mais afetados pelo chamado "câncer gay".

A obrigatoriedade de se registrar casos de mortes por AIDS só foi vigorada no Brasil em 1986, então os números são imprecisos. Mas de 1980 até 1990, o número de infectados no país cresceu até atingir 18.519 casos. Em 1992, o número de óbitos apenas no município de São Paulo era de 2.031 casos notificados.

Durante a década de 80, o Ministério da Saúde divulgou a distribuição dos casos de AIDS de acordo com a categoria de exposição. Desses casos, 11% eram mulheres e 89% eram homens. Entre os homens, o maior índice de infecção estava nas relações sexuais, sendo que 36% era de relações homossexuais. Entre os casos de contaminação por vias não sexuais, 24,2% era por transmissão sanguínea, sendo 18,8% devido ao uso de drogas injetáveis.

Nunca ninguém soube sobre namorados que Tuca tivesse tido. Mas uma coisa era fato: a irmã Zilmara, a Tica, que nascera num belo dia de verão, aparecia em casa eventualmente para lhe trazer cocaína injetável.

Zilmara começou a usar drogas muito cedo. Aos dezessete anos casou-se com um português, com quem teve um filho, mas abandonou o marido e o bebê pouco tempo depois. Começou a ingerir cocaína e acabou afundando-se no vício.

Zilmara desapareceu. Souberam que ela vivia na rua, pois uma vez ouviram falar que ela estava dormindo num carrinho de papelão de um catador. O vício da cocaína a consumia cada vez mais.

Nas rodinhas de viciados, Tica compartilhava uma agulha com cocaína diluída, que injetavam na veia. E para cada pessoa que injetava, um pouco do sangue voltava para dentro da agulha. O último que usasse, portanto, receberia um pouco do sangue de todos.

E esse último foi, em diversas vezes, Tuca. Zilmara guardava a agulha da rodinha, com um pouco de cocaína diluída, e aparecia de vez em quando na casa de Margarida para levar a droga ao irmão. Tuca, que vivia com Margarida numa espécie de prisão psicológica, na qual a mãe o sufocava e o fazia sentir-se culpado e confuso pela sua orientação sexual, se via cada vez mais dependente de usar a cocaína que a irmã trazia, como forma de alívio e um pouco de conforto.

Quando Tuca viu a seringa com o líquido de cor indefinida, percebeu que ela estava cheia de sangue, além da cocaína. Mas não se importou: injetou a droga que a irmã trouxera, agradeceu e a viu partir outra vez.

Depois de um tempo, Tuca ficou sabendo que um dos amigos da rodinha de viciados da irmã morrera. Depois outro. E logo, um outro. E começou a ficar desconfiado de que havia alguma coisa errada. Foi um tiro certeiro: tanto Tuca quanto Tica eram soropositivos para o vírus do HIV.

Ela foi a primeira. Depois de passar anos vivendo como viciada, Tica foi presa por tráfico de drogas. Após três anos, já bem debilitada pela doença, saiu da prisão e foi morar com um namorado traficante, que logo também foi preso.

Um pouco depois, ela ligou para a irmã Brigitte, pedindo que a levasse ao hospital. Estava com falta de ar. A irmã a levou ao Hospital Emílio Ribas, onde Tica entrou com diagnóstico de enfisema pulmonar, piorado pela AIDS. Tica começou a ter alucinações e, apesar do socorro, faleceu depois de alguns dias. Sem muito sol e sem músicas tocando na rua.

No ano de 2006, Zulmira teria mais um motivo para odiar o dia 30 de março.

Todos os dias, Zulmira ia visitar o irmão Renato no hospital do CRT, o Centro de Referência e Treinamento para DST e AIDS de São Paulo. Tuca estava internado e muito debilitado pela doença.

Naquele dia, ela foi ver o irmão que ela passara tantas noites segurando no colo, que ela alimentava colocando arroz na pequena boquinha, que ela aninhava para fugir das surras do pai. O mesmo irmão que chorara quando ela tinha ido embora de casa. Agora ele estava lá, morrendo por ter querido amenizar a tristeza que era viver em sua família. Zulmira se sentia culpada por tê-lo abandonado.

Quando Rubens soube que Tuca estava muito debilitado, correu em desespero para o hospital, para pedir desculpas ao irmão. As desculpas foram aceitas, ainda que tenha sido tarde demais para impedir que o trauma influenciasse o irmão a querer usar drogas para esquecer.

No dia 30 de março, Zulmira foi visitá-lo, como sempre, e ligou para Margarida, do hospital.

— Estão querendo entubar ele — disse.

— Ah, é?

— Vem despedir dele. Despede dele.

— Por que está falando isso? Não vou ver, mais?

— Não, não vai.

Quando Zulmira foi conversar com o irmão, ele estava arfante.

— Você está bem? — perguntou ela.

— Mais ou menos — respondeu Tuca.

E no instante seguinte, sua cabeça tombou para o lado. Estava desacordado. Ela arrumou a cabeça do irmão no travesseiro, assim como arrumava a cabeça do bebê, quando ele dormia em seu colo. Deu um beijo em seu rosto e deu passagem ao médico, que correu para entubá-lo. Zulmira sabia que não veria mais seu irmão acordado.

Tuca morreu depois de poucas horas.

E foi assim que os membros de sua família encontraram, cada um a seu jeito, seu destino. De uma coisa Zulmira tinha certeza: a violência do pai e a submissão da mãe haviam criado sete filhos doentes.

Zulmira já estava casada há quatro anos. E desde o segundo ano de casamento, ela percebeu que as coisas não andavam bem. Apesar de estar longe do passado, Zulmira sentia que não havia trazido nada de bom para o relacionamento. Eles brigavam muito, por tudo.

Fábio não queria que ela trabalhasse fora, mas Zulmira conseguia trabalhar em coisas que não aborreciam o marido. Assim como a mãe, ela lavava roupa para restaurantes da região. O que mais pedia o serviço era um restaurante que ficava na mesma rua de sua casa. Lavava as toalhas e os panos de prato, fervendo-os com soda.

Pegava uma lata quadrada de óleo e fazia um buraquinho nela. Depois, enchia a lata de serragem e batia bem, com um pau, para prensar. Colocava fogo pelo buraco e tudo ficava em brasa. Era assim que ela cozinhava as coisas, sem fazer fumaça. Às vezes, ela também usava a lata como fogão comum, pois o gás estava muito caro.

Ela fervia as roupas, os panos e também as roupas cheias de graxa de Fábio. Futuramente, ela veria que o vapor da soda havia acabado com a beleza de suas mãos. Mas sua autoestima já estava tão baixa, que aquilo era apenas mais uma das coisas que a faziam se sentir insegura. Não fazia muita diferença, afinal.

Com quatro anos de casamento, Fábio quis abrir uma oficina de automóveis. Ele havia saído da antiga EKE e entrara na empresa Faparmas – Torneados de Precisão, para trabalhar na produção de parafusos. Era torneiro e fresador mecânico. O plano de Fábio era abrir a oficina e continuar trabalhando na fábrica, simultaneamente.

A oficina foi feita numa parte do terreno onde a família morava, e Fábio teve o irmão Leandro e um amigo como sócios.

Com pouco tempo de trabalho, a sociedade começou a não dar certo. O irmão de Fábio não queria trabalhar diretamente com os carros, e o amigo aumentava os preços sem o consentimento dos outros dois. Fábio decidiu desfazer a sociedade e tocar sozinho o negócio. Mas, como durante o dia ficava na Faparmas, foi Zulmira que acabou ficando com a responsabilidade pela oficina durante o dia. A Auto-oficina Metzer foi, então, criada.

De uma coisa Zulmira não podia reclamar: o marido era bastante trabalhador. Diferentemente de seu pai Álvaro, que passara anos desempregado, o marido trabalhava bastante e tinha dias que ele ficava até as duas horas da manhã arrumando motor.

Quando a filha de Zulmira já estava um pouquinho maior, ela pensou em voltar a estudar. Mas não recebeu apoio, nem permissão. Tinha que cuidar da oficina, e a pequena Fabiana ainda precisava de seus cuidados. E Fábio não se cansava de dizer que era inútil ela estudar. Parecia um eco de seu pai.

Zulmira se chateava muito com essa situação, pois o marido não permitia que estudasse, mas também não perdia a oportunidade de falar que ela era burra, que não tinha instrução e que não sabia de nada. Ela sempre fora chamada de burra, inclusive pela mãe. Era um ataque à autoestima de alguém que já a tinha muito baixa. Mas ela dava de ombros. Era a vida.

Zulmira começou então, a assumir a oficina aos vinte e três anos de idade. Mas o meio ambiente de uma oficina era um tanto ingrato para uma mulher. Eles contratavam serviços de funileiros, pintores e mecânicos. E os homens, sem a presença de Fábio, começavam a se insinuar e assediá-la. Ela não pensava duas vezes: abria a porta da oficina e colocava todo mundo pra fora.

No dia seguinte, ela já avisava:

— Se vocês começarem com graça comigo, eu vou colocar todos pra fora, de novo.

Eles riram e duvidaram, e Zulmira novamente expulsou todos e fechou o portão na cara deles.

— O dono da oficina chegará ao meio-dia! — gritava ela para eles. — Se ele achar que vocês devem entrar, vocês entram. Senão, continuarão do lado de fora.

Fábio começava a trabalhar na Faparmas às sete horas da manhã. Ao meio-dia, ele conseguia voltar para ficar um pouco na oficina.

Quando ele chegava e via todos os homens pra fora, a briga do casal era certa.

— Você não pode expulsar os trabalhadores, assim!

— Eu tenho vinte e três anos, e estou tomando conta de homens! Você sabe o que eles falam pra mim?

Fábio não concordava. Dizia que era bobagem, que era infantil ela se recusar a trabalhar com homens só porque eles se comportavam como... como homens, afinal! Era uma época em que muitas atitudes abusivas eram vistas como normais. Fábio falava que eles tinham carros de clientes para entregar, e que tudo atrasaria se os empregados ficassem lá fora.

— Será que você não entende? Não é só o fato de dar em cima de mim! — Zulmira estava indignada. — Eu vejo eles roubando gasolina de freguês, peça de carro de freguês!

— Então, feche os olhos!

O marido disse pra ela não ligar, que depois ele veria isso.

— E como você vai ver isso se está trabalhando?

— Você só precisa tomar conta da oficina!

E Zulmira aceitou. E continuou.

Com o passar do tempo, Fábio achou que seria melhor sair da Faparmas e se dedicar apenas à oficina. Então, Zulmira conseguiu concentrar seu trabalho na casa e em coisas para ajudar o marido. Ir ao banco, comprar tinta para carros, comprar material, fazer comida para os empregados.

Desde o começo do casamento, Zulmira se concentrou num único propósito: não perder a família que conseguira. Precisava manter o casamento, precisava manter a família que conquistara.

— Você vai de casa para o trabalho, e do trabalho pra casa — ela dizia a Fábio, séria. — E se eu souber que você fez alguma coisa, eu acabo com a sua vida.

Mais tarde, ele diria para ela que tinha medo dela. Mas, na época, ela não percebia isso. Achava que era a única postura capaz de manter o homem dentro de casa. Tinha um ciúme doentio.

Agora que ele estava trabalhando só na oficina, ela tinha que ser ainda mais repressora. Analisava cada mulher que fosse levar o carro para conserto.

— Você acha que eu não vejo essas vagabundas que vêm esfregar os peitos nas suas costas enquanto você arruma o carro? – dizia Zulmira, alterada.

Ela não pensava duas vezes: quando podia, colocava essas clientes pra fora, assim como fazia com os empregados.

— Ela é louca! – dizia algumas mulheres, indignadas.

Ela não se arrependia nem um pouco. Podia ser chamada de louca, de maluca, de doida. Continuaria fazendo o escândalo que precisasse e colocando todas pra fora quantas vezes quisesse.

Zulmira achava o marido muito bonito. Ela também era, mas sua autoestima baixa não a deixava ver isso.

Mais tarde, sua filha mais nova lhe diria que se ela realmente tivesse visto como Fábio era, teria se divorciado e mantido a compostura.

— Graças a Deus que eu não vi – disse Zulmira. – Porque eu salvei minha família.

Zulmira tinha certo para si que uma família era feita por pai e mãe casados, e os filhos convivendo juntos.

E que a mulher era a pilastra central dessa constituição. Mesmo se o homem vacilasse e desse suas escapadas, a mulher não poderia dar. Ela não poderia errar. Ela tinha que se manter firme, senão ela colocaria sua família a perder. Era exatamente o mesmo pensamento de Valéria.

Quando Fabiana estava com quatro anos, Zulmira engravidou novamente. Ela se lembra das brigas, que já estavam constantes, e de Fábio uma vez pegá-la pelos cabelos quando sua barriga já estava grande. O motivo, ela não se lembrava. Eles brigavam por tudo: porque ele não ajudava a conservar a arrumação da casa, porque não dava atenção pra ela, porque ele não colocava piso no chão, porque ela tinha que escovar os dentes no tanque, porque ele não colocava uma pia no banheiro. Tudo que Zulmira precisava, ela só conseguia através de brigas.

O marido tinha suas qualidades. Ele era extremamente honesto, nunca pegara nada de ninguém, nunca desrespeitara as pessoas na frente de ninguém. Mas o gênio dele era difícil de lidar.

Zulmira continuava com o ciúme de sempre. Que ela soubesse, Fábio não tocava ou saía com mulheres. Mas ele flertava e ficava conversando com moças no muro. Certa vez, ele falou com uma dentista que precisava arrumar os dentes.

— Vai lá que eu dou um trato em você. Vou te deixar de queixo caído — respondeu ela, na frente de Zulmira.

Se ela fosse questionar, o marido dizia que ela estava vendo coisas onde não tinha. Que ela era louca. Que ele só estava conversando. Zulmira arrumava encrenca até com as vizinhas que conversavam com ele pelo muro.

— Qual é a de vocês, hein? — gritava ela e virava para Fábio. — Você tá flertando com a mulher ali da rua!

— Você é louca.

Depois de anos sendo chamada de louca, ela não conseguia mais distinguir as coisas. Ela sabia que ele também devia flertar em outros lugares, onde ela não poderia estar. Jamais se sentiu segura ou confiante no casamento. Quando a segunda menina nasceu, ela se fixou ainda mais em cuidar da casa, com ainda mais suspeita e insegurança.

Mais tarde, ela não saberia se o marido sempre tinha flertado com outras mulheres ou se era seu ciúme doentio que incentivava o mau comportamento dele. Ou se essa era novamente uma forma de colocar a culpa em si mesma. Mas ela queria controlar. Crescera sem ter o menor controle sobre sua vida, e agora fazia questão de superar isso, controlando cada passo do marido, que representava o elo que ela tinha para ter uma família.

A segunda filha nasceu no dia 26 de janeiro de 1976, de cesariana. Mas o parto não foi tão melhor que o primeiro: Zulmira pegou infecção hospitalar e precisou tomar muitos antibióticos. Quando o diretor do hospital descobriu que o problema era esse, ele a mandou pra casa e ia todos os dias levar os remédios.

Zulmira passou muito mal. Ela não podia dar de mamar à filha e precisava ficar trancada no quarto para não passar a infecção nem pegar mais bactérias em contato com outras pessoas. Ficava num quarto de costura de Valéria, tomando soro e remédios, sem que ninguém pudesse lhe fazer companhia. Quando finalmente melhorou, o médico disse que não cobraria nada, pois a infecção tinha sido culpa do próprio ambiente hospitalar.

Depois disso, Zulmira decidiu não ter mais filhos. Achou que, em uma terceira vez, não teria tanta sorte.

Ela nunca vira o sexo como uma coisa que lhe desse prazer. Fábio não era carinhoso, e desde o começo ela não se sentira à vontade. Depois que as filhas nasceram, sua vida sexual piorou, pois o marido não deixava que ela tomasse banho depois do sexo.

— Não pode. Senão as meninas vão ouvir o chuveiro e vão perceber que fizemos alguma coisa. Tá errado.

A sensação era como se ela tivesse sete anos novamente: ia dormir se sentindo suja. Ele passava o dia todo embaixo de carros e ia procurá-la sem se lavar. Zulmira vivia com cistite, uma inflamação da bexiga causada por bactérias cuja origem é, entre outras coisas, má higienização das partes íntimas. O marido não tomava banho, queria fazer sexo com ela e depois também não deixava que ela tomasse.

Ele vinha querendo, dizendo que era obrigação dela. E toda vez que ela tentava escapar, ele cobrava.

— Você ficou embaixo desses carros que passam em cima de carniça! — ela argumentava.

— Eu sou limpo.

Ela tentava dizer para ele que uma pessoa não "era" limpa, e sim "ficava" limpa. E isso só acontecia após uma chuveirada. Mas não adiantava.

Para ela, o sexo era horrível. Na maioria das vezes, não durava mais do que cinco minutos. Zulmira o chamava de coelho: não pela quantidade de vezes que ele queria, mas pela rapidez. Tinha vezes que ele nem encostava nela. Ela se deitava, ou ficava com as pernas abertas, na ponta da cama. Ele vinha, fazia o que tinha que fazer e saía de cima dela. E era isso. Resumindo: uma coisa que ela tinha que fazer, que era obrigada a fazer, e que achava extremamente sem graça. Bufava de impaciência e torcia para ele não voltar a pedir tão cedo.

Enquanto isso, tomava antibióticos por causa das infecções. Ela levava aquela situação, respirava e se submetia mais.

As brigas dentro de casa eram cada dia mais constantes. E não apenas dela e de Fábio, mas de Valéria, Luís e toda a família.

Zulmira tinha uma galinha vermelha que eles chamavam de Xodó, que botava ovos todos os dias. Zulmira dava os ovos para a filhinha Fabiana comer, já que eram caseiros e sem hormônios, diferentes dos ovos comprados. Mas a cunhada começou a reclamar, pois não queria que a galinha entrasse na parte do quintal que era da casa dela. E como ainda não tinha portão, Seu Luís queria matar o bicho. Zulmira não deu atenção, pois não queria matar o animal de estimação que lhe dava ovos para a filha.

Um dia, Zulmira estava cozinhando feijão e Luís entrou na cozinha, segurando a galinha pelos pés. Chegou e bateu Xodó com toda a força na pia da cozinha, várias vezes, na frente de Zulmira. Depois, jogou o corpo de Xodó nos pés de Zulmira.

— Toma!

Xodó ainda se debatia, mas morreu logo em seguida. Quando Fábio chegou, Zulmira contou a ele, e ele foi conversar com o pai. Luís então mandou Margarida ir à feira e comprar, toda a semana, ovos caipiras para dar para Zulmira, para substituir os que Xodó botava.

— Tudo bem — respondeu Zulmira.

Quando Margarida chegou com os ovos da feira, Zulmira pegou, sem dizer palavra alguma.

Luís trabalhava como segurança Federal da Caixa. Quando chegava, fazia uma vistoria em todo o quintal para ver se as coisas estavam do jeito que ele queria. Se as cadeiras estavam arrumadas. Se as vassouras estavam no lugar e do jeito certo. Se as bacias estavam penduradas. Se o chão fora lavado, e se as chaves das portas estavam penduradas na mesma posição.

Enquanto ele fazia a vistoria, Zulmira o esperou descer as escadas. Quando ele estava descendo, num ângulo abaixo de onde ela estava, ela pegou os ovos.

— Olha aqui seus ovos!

E jogou todos em cima de Luís, que ficou coberto de gemas, claras e cascas.

O sogro foi até a casa dela, e aí a briga realmente começou. Fábio tomou o partido do pai, mas Luís se revoltou e falou que eles deveriam sair de lá. Fábio disse que não sairia, pois o pai tinha dado parte do terreno pra ele. E Zulmira bateu o pé, dizendo que de lá ela não sairia nunca. Ela tinha lutado para ficar lá.

E lá ficou, mesmo depois do casamento acabar. Mesmo depois de Luís morrer. Ficou, e não sairia nunca.

No período que Luís saiu de casa para viver com Simone, as coisas ficaram um pouco mais amenas. Mas o clima de discussão nunca deixou de existir. E Zulmira sempre tinha o mesmo comportamento: deixava que as pessoas pisassem nela e fizessem o que queriam, ia acumulando, para então, às vezes, responder com picos e ataques de fúria. Ia limpar a casa de Cidinha, irmã de Fábio, como se fosse uma empregada. E a cunhada dava apenas um lenço para que ela fizesse o serviço. E ela fazia, sem reclamar. Mas, de repente, entrava em surto e gritava com todos.

Suas atitudes faziam com que ninguém a respeitasse. Era só "a louca da Zulmira tendo mais um ataque". Eles sabiam que logo o ataque passaria, e ela iria correr para fazer tudo o que o marido ou qualquer outra pessoa da família mandasse.

Não era apenas a casa de Cidinha que ela limpava. Zulmira realmente trabalhou como empregada, uma época, no apartamento de uma família que ficava na Avenida Onze de Junho.

Nessa casa, havia um garoto que gostava muito do Kurt Cobain, músico norte-americano famoso por ter sido o fundador, vocalista e guitarrista da banda Nirvana. O menino só usava camisetas do Nirvana ou de símbolo da anarquia. Tinha cabelo comprido, igual ao baterista da banda, e usava pijama para sair, como forma de protesto.

Seu nome era Alex, e Zulmira acabou conhecendo o rock por causa desse menino, pois antes nunca havia escutado esse tipo de música. Achava engraçado e tentou, certa vez, puxar assunto com o garoto, de um jeito divertido.

— Por que você usa esse estilo todo diferente, hein, Alex? — perguntou.

— Porque eu vou me matar.

Zulmira brigou com o menino e disse para não falar mais besteiras desse tipo. Mas se lembrou que, aos dezessete anos, ela também pensara nisso. Essa era exatamente a idade do garoto.

Na sexta-feira, dia 13 de setembro, Zulmira foi limpar o apartamento e viu que Alex tinha cortado o cabelo e tingido de vermelho.

— Nossa, você cortou o cabelo! — notou Zulmira, surpresa.

— Não tem problema — foi a resposta.

Zulmira achou a resposta desconexa, apesar de ter feito sentido, depois. À noite, quando a mãe o chamou para comerem pizza, ele gritou um "Não quero" do quarto trancado, onde ficava lendo, escrevendo seu diário e ouvindo música.

O outro dia era sábado, e Zulmira não iria vê-los. Mas ficou sabendo que a patroa iria sair, e Alex precisava ficar em casa pra cuidar do irmão de quatro anos.

Alex sempre reclamava por ter que ficar de babá. Os pais eram divorciados, e tanto a mãe quanto o pai tinham um filho pequeno, cada um com seus novos companheiros. E Alex sempre tinha que cuidar, ou do Paulo ou do Gustavo. Ele detestava, apesar de os irmãos o terem como um herói.

Naquele mesmo dia, Alex pegou o livro sobre a biografia do cantor preferido, pegou seu walkman, onde colocou uma música do Nirvana para tocar, e pegou a coragem. Ou a falta dela. E se jogou, de costas, do vigésimo quarto andar do prédio.

A mãe de Alex se deparou com folhas e folhas de coisas escritas pelo filho. Poemas, desabafos, letras de música. O destino de todas elas foi o fogo.

Ela pediu que o sangue e o estômago do filho fossem avaliados. Com o pai influente e a ajuda de um tio ministro, o caso foi bem abafado e não foi noticiado por nenhum veículo. O laudo não mostrava nenhum tipo de substância, ilegal ou legal. Ele nem ao menos comera ou bebera nada. A atitude não fora induzida por nada além da depressão, assunto que não era discutido na época.

Alex se matou três dias antes do aniversário do irmão Gustavo, de quatro anos. Na terça-feira, o pai levou o menino para pescar, para ver se um dos dois conseguia espairecer e tirar um pouco o peso que havia caído sobre eles.

Mas, na sexta-feira da mesma semana, no dia em que seria a missa de sétimo dia de Alex, o peso continuava forte e a dor ainda latejava no peito. Por isso, o pai foi à Igreja Santo Inácio de Loyola, na Vila Mariana, onde seria feita a cerimônia. Chegou antes de todos, às nove horas da manhã, e deu um tiro no próprio coração.

Zulmira parou de trabalhar lá, mas tirou uma conclusão que levaria para toda a vida: as tragédias familiares e as dores estão em todos os lugares. Aquela era uma família que se vestia bem, se alimentava bem, tinha posses, tinha dinheiro. Muito diferente da sua. E, ainda assim, carregava dores tão grandes capazes de levar pai e filho para o lugar que ela pensou em ir quando estava no auge do desespero.

Não eram apenas as dificuldades sociais ou o alcoolismo a fonte da dor de uma família, afinal. Zulmira não sabia e não saberia nunca o que se passava na mente daquelas pessoas, o que havia suscitado tudo aquilo. O desabafo escrito do garoto havia sido destruído. Talvez porque fosse triste demais? Revelava alguma coisa? Ou era "apenas" um garoto depressivo? Não sabiam.

Mas Zulmira chegou à conclusão de que o principal problema, afinal, era o ser humano. Nós, e toda a nossa capacidade de criar o inferno.

Além de seguir o ofício da mãe e lavar roupas, Zulmira também seguiu o ofício do pai e trabalhou, durante um tempo, como motorista particular.

A filha mais nova, Domênica, já estava no terceiro colegial e Fabiana já havia terminado os estudos, então a única coisa que ela precisava enfrentar era o mau humor do marido. Mas ele não ficaria tão bravo se ela trabalhasse com velhinhos. Por isso, colocou um anúncio no jornal *Primeiramão*: "Senhora com carta de motorista profissional disponível para acompanhar idosos".

Zulmira recebeu a ligação de uma senhora chamada Margarida Demesla, interessada em seus serviços de motorista e acompanhante. Zulmira fez três entrevistas, e em todas elas a velha idosa pedia os documentos de Zulmira e depois os devolvia, sem chamá-la para o trabalho.

Ela não sabia que o problema estava justamente na sua certidão de nascimento.

Há 72 anos, no dia 9 de julho de 1950, uma Margarida Soares dava à luz sua segunda filha, no Hospital das Clínicas. No mesmo momento, outra Margarida entrava no mesmo hospital, vítima de um acidente de trânsito.

Margarida Demesla estava indo para uma festa de aniversário. Era professora e tinha comprado uma passagem de ônibus Cometa para ir ao evento. No dia anterior à viagem, Margarida, por algum motivo, quis fazer todos os seus compromissos a pé. Andou, andou, andou o dia todo. Quando o noivo perguntou a ela o porquê daquele frenesi, ela respondeu que não sabia.

— Eu estou com vontade de andar! Eu preciso andar!

O noivo a acompanhou em algumas atividades, mas parou pouco depois, exaurido.

— Não consigo andar mais.

— Eu vou continuar. Eu preciso andar mais.

No dia seguinte, tomou o ônibus para ir à festa. No caminho, o motorista perdeu o controle do veículo, e o ônibus bateu. Margarida ficou presa nas ferragens e perdeu o movimento das duas pernas.

Margarida Demesla era bem de vida, e todo o prédio da Rua Tupiniquim, onde ela morava, era dela. O noivo casou-se com ela, e depois de muitos anos, ela quis contratar uma motorista e ajudante. Zulmira estava, agora, na frente dela, e a idosa tinha receio de dizer a ela que o motivo pelo qual estava hesitando em contratá-la era porque Zulmira tinha nascido exatamente no mesmo dia e no mesmo hospital em que ela fora levada após o acidente. Mas acabou aceitando-a como motorista.

Zulmira trabalhou com ela por seis anos, e só depois de um tempo ela lhe contou o porquê daquela hesitação inicial. Mas parecia um quê de destino, uma coincidência que fazia Zulmira a pessoa certa para isso.

— Você nasceu para empurrar essa cadeira – disse Margarida, enquanto Zulmira empurrava sua cadeira de rodas.

Zulmira a ajudava a ir para onde quisesse, colocava-a no carro, descia com ela, empurrava a cadeira. Levava Margarida à fisioterapia para suas pernas não afinarem, cuidava da patroa e sempre se surpreendia com a autoestima e a vaidade que aquela senhora continuava tendo — arrumava os cabelos, passava maquiagem, usava vestidos bonitos.

Depois desses seis anos, Margarida descobriu que estava com câncer no intestino e precisou parar de ir para todos os lugares que frequentava. Zulmira, então, saiu do emprego, pois também não conseguia cuidar de Margarida, agora acamada, já que a patroa havia engordado e estava muito pesada. Além do mais, Fábio já insistia para que ela cuidasse mais da família.

Despediu-se, então, de uma das mulheres mais incríveis que conhecera, com um misto de amizade e consideração muito grande.

Perdera o contato com Margarida Demesla, mas soube que ela havia se curado do câncer e se mudado para Tamboré, perto de Alphaville. Continuava casada e feliz. E dessa amizade, ela tirou a conclusão de que qualquer mulher, não importa a situação em que estivesse, podia gostar de si e ter a autoestima elevada.

Por que então, ela, tinha a dela tão baixa?

Com trinta anos, tendo as duas filhas já crescidas, Zulmira insistiu que queria voltar a estudar.

Insistiu, insistiu, até que Fábio deixou. Ela continuou fazendo o ginásio, a partir da quinta série, onde parara quando era pequena.

Não havia nada, além do marido, que a impedisse. O pai, que sempre fizera o terror de que ela não deveria estudar, estava morto havia muitos anos. As filhas já estavam bem encaminhadas nos estudos delas, o que permitia que Zulmira não precisasse se preocupar com quem deixaria as crianças. Então, ela se matriculou.

Apesar da dificuldade de aprendizado, Zulmira conseguiu, com muita alegria, completar a oitava série. Ela se lembra do dia em que estava na escola, quando soube que Collor havia sido *impeachmado*. Ela havia votado nele, e a notícia foi um choque. O presidente tinha sido o único que dera um salário decente para sua mãe, e agora ela via as notícias sobre a corrupção.

Ela continuou estudando. Tinha sonho de ser enfermeira. Terminou a oitava e quis entrar no colegial. Concluiu o primeiro ano. Mas, no segundo ano, Fábio não quis mais que ela estudasse.

— Pra que você vai estudar?

Ela já ouvira esse discurso antes.

Quando ela tentou insistir, ele começou a ter ataques de raiva.

— Pra que você quer sair de casa? Você vai é encontrar alguém na rua, ou nessa sua escola! Pensa que eu não sei? Você vai acabar encontrando alguém…

E ele começou a fazer de tudo para que ela não voltasse a estudar. O discurso de que ela encontraria outra pessoa na rua ou na escola foi aumentando, até que o ciúme dele se tornou insuportável. E Zulmira experimentou um misto muito controverso de sensações: raiva por não poder estudar, mas alegria por ver que ele sentia ciúme dela. Por mais que ele a prendesse, ele parecia fazer isso porque gostava dela, certo?

Acabou parando os estudos no segundo ano do colegial, faltando apenas dois anos para ter o Ensino Médio completo. E o único motivo foi esse: ele não queria.

Aquilo era muito contraditório. Fábio parecia não querer que ela estudasse, não apenas por ter ciúme, mas por querer ser melhor que ela. Ele sempre a xingara de burra. Em todas as brigas, e às vezes no próprio dia a dia: ela era burra, porque não tinha estudo. Ela era burra, porque tinha dificuldade para aprender as coisas. Ela era burra, porque sempre confundia direita com esquerda. E ela era burra, porque assim ele se sentia mais inteligente.

Zulmira achou que esse era outro, senão o principal, motivo por ele não querer que ela estudasse.

Sua filha Domênica achou que a própria mãe acreditava em sua burrice. Zulmira se achava burra por não conseguir ler direito, por se confundir, por não ter terminado os estudos. Sendo assim, insistiu que a mãe fizesse uns exames.

Um dos exames que Zulmira fez foi o famoso teste de Quociente de Inteligência, o QI. O teste visa avaliar as capacidades cognitivas e a inteligência de uma pessoa, em comparação a seu grupo etário.

De acordo com os estudos sobre QI, que hoje em dia estão sendo bem questionados, a escala da inteligência média é de 90 a 109. Se ela ficasse abaixo disso, significaria que sua dificuldade de aprendizado tinha realmente origens cognitivas.

Desde pequena, Zulmira tinha medo de que tivesse realmente algum problema. Na escolinha, a professora mandava que ela lesse as letras na ordem. "A, E, I, O, U". E ela não conseguia. Tinha medo de ser algo genético, e ela "passar" isso às filhas.

Quando o resultado dos exames saíram, Bruno, seu genro, ligou para a casa de Zulmira.

– Como você conseguiu esconder isso da gente? – ele perguntou.

Zulmira tinha o QI de 126: nível de inteligência superior, muito acima da média. As pessoas consideradas "acima de média" iam até cerca de 119. Zulmira estava sete pontos acima dela e apenas quatro pontos abaixo de ser considerada superdotada.

Ela era muito inteligente. Mas, então, de onde vinha toda a dificuldade? Além de descobrirem seu QI alto, também descobriram que Zulmira tinha dislexia.

Quando perguntou sobre a doença, Domênica explicou que a dislexia era uma espécie de problema visual, no qual o cérebro processa a escrita de maneira diferente das pessoas comuns. Os disléxicos têm dificuldade em codificar palavras, em associar letras a sons. Podem, inclusive, escrever coisas em ordem inversa, como "óvov" ao invés de "vovó". Estava aí o motivo pelo qual ela confundia direita com esquerda na maior parte das vezes, ou porque não conseguia ler direito. Os disléxicos também têm problemas como déficit de atenção, apesar da maioria ter a inteligência acima de média, o que explica o alto QI de Zulmira.

— Sim, as letras sempre trocaram de lugar enquanto eu leio. Achei que fosse assim mesmo – ela disse à filha. — Mas como não notaram isso quando eu era pequena?

Domênica explicou que a dislexia começa a ser notada a partir da quinta série: exatamente o ano que Zulmira parou de estudar. Como ela é geralmente detectada na infância, ninguém achou que seria esse o problema quando ela voltou a estudar aos trinta anos.

Depois disso, ela inflou o peito e disse a Fábio que ele jamais poderia chamá-la de burra.

Pela primeira vez, ela teve um ímpeto de estima por si mesma.

Um dia, Fábio chegou e falou, na frente das filhas, que o casamento deles tinha acabado.

Zulmira não quis ouvir nem acreditar. Mas se lembrou do jeito taxativo do marido, o mesmo que havia sido sua salvação quando ele finalmente decidiu namorá-la, levando-a para a casa dele e se casando com ela. Agora, esse mesmo jeito taxativo dizia que não a queria mais. E ela, no fundo, sabia que não teria a menor possibilidade de fazê-lo mudar de ideia.

— Você tem que entender que acabou. Quando eu decido, decido. Acabou.

Apenas uma frase, e todo o pesadelo estava na frente dela. Quando ela finalmente viu que Fábio realmente não queria mais ficar com ela, caiu em algum abismo do qual custou a sair. Não via mais sentido pra nada. Parou de comer, emagreceu demais. Zulmira só conseguia pensar que nadara, nadara, nadara – e morrera na praia.

Tanto esforço pra sair da família de seu pai, para conseguir um marido, para segurar esse marido, para proteger a família. E, agora, ele simplesmente não sentia mais nada por ela. Dizia que eles haviam se casado muito cedo. Que ele crescera com ela. Que lhe tinha um carinho de irmã.

Aquilo doeu mais do que se ele tivesse lhe dado um soco na boca do estômago. *Carinho de irmã?* Ele tinha duas filhas com ela! Como podia, agora, dizer que ela era como uma irmã?

Eles continuaram a morar na mesma casa, mas ele a ignorava em absolutamente tudo. Nem ao menos deixava que ela se sentasse na cama dele. Parecia ter nojo dela.

Zulmira caiu numa depressão tão grande que parou de se cuidar totalmente. Não buscava absolutamente nada que pudesse fazer para si: nenhuma maquiagem para elevar o ego, ou uma roupa nova, ou um novo hobby para se distrair. Ao contrário, afundou-se cada vez mais em cuidar da casa, das coisas de Fábio e de Dona Valéria. Talvez ser mais prestativa o fizesse mudar de ideia.

Também parou de tomar banho, como uma tentativa cada vez maior de autodestruição. Talvez, se ele sentisse pena, ele a aceitaria de volta.

Domênica percebeu a depressão da mãe e insistiu para que ela começasse a se tratar. Zulmira iniciou o tratamento com comprimidos, mas ainda assim não conseguia sair do ciclo da dependência emocional.

Ele estava apaixonado por outra pessoa. A dor era tanta que Zulmira tinha a impressão de que toda a dor do passado tinha sido neutralizada. Que tudo que ela já tinha vivido não tinha doído nada comparado a aquilo.

Fábio vinha falando para ela que estava apaixonado por uma mulher que conhecera na internet, que tinha cinco filhos. Dizia que ela era uma senhora de muita classe. Ele falava dela o tempo todo, que era uma madame, que era fina. Zulmira escutava, com o ódio corroendo o estômago, olhando para as mãos corroídas pelo trabalho. Não era ele que dizia que preferia mulheres "rústicas"? Ou será que só havia dito isso para ela, para garantir que ela não se cuidasse e ele pudesse ser ainda mais seguro sobre sua superioridade?

— O dia que essa mulher comer uma colher de sal com você, sal puro, de uma vez só... — respondeu Zulmira, com a raiva engasgada — daí então você pode dizer algo sobre como ela é importante. Eu não comi uma colher. Eu comi um quilo de sal com você!

Fábio olhou para ela, sem entender a metáfora sobre todas as dificuldades que Zulmira estava lembrando de ter passado *com* ou *por* ele desde o momento em que começaram a namorar. Mas isso, agora, não tinha lá muito valor.

Zulmira se sentia perdida em algum lugar. Ela lutou tanto para segurar o marido, que se perdera em alguma parte do processo. Pois não cuidara dela, não investira em nada para ela, não sabia nem ao menos do que ela gostava.

— Onde você estava? — perguntou ela para a imagem refletida no espelho. — Onde que você estava, que você não fez nada pra você?

A imagem de uma senhora com a pele enrugada e olhos tristes a encarou sem dar nenhuma resposta.

Aos 62 anos, Zulmira sabia que Fábio não lhe daria o divórcio nunca. E ela sabia o motivo. Não era porque ele pensava em retorno ou porque ainda nutria sentimentos por ela. Não era, pois ele já deixara claro que nunca mais seria seu marido.

O motivo era o galpão que ele comprara na Cidade Ademar, na Zona Sul, que ele colocara para alugar. Era a chácara de vinte mil metros em Santa Rita, que estava valendo mais de seiscentos mil reais, só o terreno. Era o terreno de mil metros onde moravam no Jabaquara. Se o divórcio fosse legalizado, tudo que teoricamente era dele, ele teria que dividir com ela.

Várias pessoas já haviam lhe dado o conselho de entrar com um advogado e exigir o divórcio. Mas Zulmira não tinha coragem. Ela achava que ficaria sem nada. Por mais que as pessoas lhe dissessem que ela tinha direito a tudo isso, ela não se sentia com direito a nada. Ainda era a moça sem lugar para morar que havia sido acolhida por Fábio. Todo o esforço, o trabalho na oficina, a ajuda que ela deu: nada era reconhecido por ela, porque ela aprendera que não tinha nada de bom para oferecer a ninguém.

Fábio sabia disso. E usava todo o poder de manipulação que possuía, dizendo que se ela falasse de divórcio, ele iria se matar. Sabia que o ponto fraco dela era o emocional. Mas também não evitava fazer tudo que pudesse para irritar Zulmira: sujava a casa, deixava tudo do jeito que ela detestava. Mas tomava banho para conversar com mulheres na internet.

— Você nem tomava banho para se deitar comigo, e agora você passa perfume pra falar na internet? — gritou Zulmira.

Mas ela continuava lá, limpando a sujeira dele, cuidando de Valéria, que a tratava tão mal quanto ele. A sogra achava que era obrigação dela cuidar das coisas. E Zulmira também acreditava nisso.

Ela foi criada de uma maneira que não conseguia ter raiva das pessoas. Não conseguia ter ódio ou sentir revolta. Aprendera a aceitar.

Inconscientemente, Zulmira também não queria o divórcio. Talvez pelo mesmo motivo que Valéria nunca quis.

Certo dia, Fábio chegou com um abacaxi da chácara.

— Tome. É seu troféu – disse, entregando o abacaxi. – Por ganhar mais uma vez.

— Ganhar o quê?

Depois Zulmira descobriu que a primeira mulher que Fábio teve depois que o casamento acabou não aceitou ficar com ele porque não queria dividi-lo com ela. A segunda mulher que ele se apaixonou também não aceitou a situação. Elas não acreditavam que a ex-mulher dele morasse com ele, ficasse em casa, fazendo comida para ele, lavando sua roupa, cuidando de sua mãe doente e não fosse mais mulher dele.

Ele não queria divórcio, mesmo com esses contratempos das namoradas. Porque todos os irmãos eram divorciados, e por isso o pai não deixara muita coisa para eles. Pelo fato de Zulmira cuidar da casa, o sogro deixou setecentos metros, do terreno de mil metros, para Fábio.

Zulmira continuava colocando o marido num pedestal. Mas quando ficou sabendo de mais um namoro, resolveu pedir o divórcio, finalmente.

Foi no cartório e pegou toda a lista de documentos que precisaria para entrar com o pedido de separação. Reuniu todos os documentos e marcou uma audiência para acabar de vez com aquilo.

Na véspera da audiência, Fábio chegou para ela e disse:

– Se você for boazinha, em seis meses eu penso se vou voltar com você.

E isso bastou para que ela cancelasse tudo.

Os seis meses passaram, e obviamente ele não tocou mais no assunto sobre voltarem a ficar juntos. Talvez ela não tivesse sido suficientemente boazinha.

De qualquer forma, desistira do divórcio.

Um dia, um porteiro do prédio da filha começou a elogiá-la, e ela disse a Fábio que estava paquerando o homem. Era um homem negro, e Zulmira acabou pagando com a língua o preconceito que aprendera a ter. Mas o porteiro acabou mudando de emprego, e o flerte não deu em nada.

Ela admitia que o único intuito daquilo tinha sido causar ciúme. Não estava realmente preparada para deixar de gostar de Fábio. Talvez nunca estivesse.

Quando disseram a Zulmira que ela tinha o direito de ser feliz com outra pessoa, sua resposta foi:

— E quem se apaixonaria por mim?

A filha mais nova começou a incentivar Zulmira a ir em um grupo de apoio para mulheres dependentes de relacionamentos chamado MADA – Mulheres que Amam Demais Anônimas. Achou que isso talvez ajudasse a, pelo menos, melhorar a autoestima da mãe.

Em poucas reuniões, Zulmira já havia entendido o ciclo emocional que se criara.

— Eu encontrei você, eu segurei você com tanta força, porque eu queria ter o amor do meu pai e da minha mãe, dos meus irmãos, de todo mundo, através de você – disse para Fábio. – Eu fiz tudo errado.

E a culpa voltava a recair, de qualquer maneira, sobre ela. Pois saber que estava se comportando de forma errada consigo mesma era bem mais fácil do que realmente começar a agir da maneira certa.

Zulmira ainda está casada com Fábio, ainda cuida de tudo da casa, ainda é humilhada por ele e pela sogra. É seu ciclo vicioso.

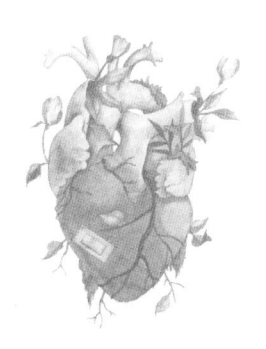

Domênica

Quando Domênica nasceu, ela ficou um mês sem nome.

Durante todos os nove meses de gravidez, o bebê que estava na barriga de Zulmira fora chamado de Décio. Fábio queria tanto um filho que nem pensava na possibilidade de não ser menino. Já tinha uma filha, Fabiana, de cinco anos. Agora, seria um varão.

Assim que Fábio chegou na maternidade, foi ver Zulmira.

— Ah, desculpa — foi o que Zulmira disse. — Desculpa. É mais uma menina.

Ele nem ao menos considerou o absurdo da esposa estar pedindo desculpas por ser menina. Aquela frase representaria em dobro o sentimento de inferioridade das mulheres de sua família. Primeiro, porque ela se sentia culpada por algo sobre o qual jamais teria controle. Mas se alguém tinha que ser culpado, era a mulher. E segundo, que aquela culpa se dirigia ao fato de ter nascido uma menina.

Já que era mais uma garota, o pai não deu muita importância. Como ele não deu importância, também não se dirigiu a ela por nome algum. E se o marido não se pronunciou, Zulmira também não o faria. E foi assim que Domênica ficou um mês sem nome. Passado um mês, o avô Luís começou a tirar sarro da situação e chamar a menina de Incógnita. Fábio ficou com raiva, e Zulmira achou melhor ir registrá-la com o nome de Domênica. Afinal, era com D, foi o mais perto de Décio que a mãe conseguiu encontrar. Mas, por um bom tempo, as pessoas ainda ficaram sem saber o nome dela.

Domênica nascera no dia 26 de janeiro de 1976, mas o pai, quando precisava preencher o formulário do Salário Família na Faparmas, colocava como 26 de fevereiro. O erro não era de propósito, e sim porque ele simplesmente não sabia a data, mesmo. Jogava um mês para frente, que foi quando ela ganhou um nome.

Quando Domênica fez três anos, o pai olhou seriamente pra ela e falou que ela iria dar problemas pra ele.

— Essa menina é líder — disse ele para Zulmira. — Ela ainda vai bater na sua cara.

Nessa época, ele começou a brincar falando que tudo na casa era culpa de Domênica. Se a TV pifasse, a culpa obviamente era da menina. Se chovesse muito, a culpa era dela.

É claro que era uma brincadeira, mas uma criança não sabe associar muito bem o que é brincadeira e o que não é. Tanto que, até hoje, ela se lembra disso.

A mãe estava trocando sua fralda, quando Fabiana chegou perto dela e disse:

— Ei, hoje é seu aniversário!

Ela não sabia o que era aquilo e começou a chorar. Pelo tom da irmã, devia ser uma coisa muito séria. Estava fazendo um ano de idade.

A memória pula para outra época, numa cena em que ela estava no colo da tia Cidinha, irmã de seu pai. A tia tinha uns penduricalhos verdes no pescoço, que estavam maravilhando a menina. Sua mãe estava do lado, coando um suco para ela. Ela coava suco de cenoura em uns paninhos, e um líquido laranja saía deles. Devia ter três anos, no máximo.

Depois disso, começava a se lembrar mais da infância. O tio Tuca, que já havia falecido daquele jeito tão triste, costumava rir e falar que, desde pequena, Domênica não falava que queria casar, e sim que queria morar sozinha.

Domênica se lembrava de ver a irmã Fabiana indo para a escola, e ela queria muito ir junto. Mas o pai não deixava.

— Ela não tem idade ainda! — dizia, e Domênica emburrava.

Ficou um ano inteiro com a mochila pronta, esperando o dia que poderia ir. Antes que esse dia chegasse, convenceu a irmã a ensiná-la a escrever. Fabiana não gostava de ir à escola, chorava sempre. Mas gostava de ensinar a irmã, e Domênica aprendeu a escrever "Fabiana" antes mesmo de saber escrever o próprio nome.

Certa vez, Domênica foi até a laje, onde o avô fazia barcos de enfeite. Ele colava pedaços de espelho nos cascos dos barquinhos, e Domênica tirou as fibras no formato de letras, e escreveu "Fabiana" num barco.

Lógico que a arte resultou em bronca. Luís ficou muito bravo e foi dar bronca na irmã de Domênica. Domênica correu atrás dele.

— Não, fui eu que escrevi!

As pessoas a ignoraram.

— Ela nem sabe escrever... — falavam.

Demorou pra menina convencer que a irmã mais velha a tinha ensinado a escrever. Fabiana tinha cinco anos a mais e mostrava para Domênica como pintar, dar nó no cadarço, e outras coisas.

O primeiro dia de aula foi um pouco diferente dos primeiros dias das outras crianças. Geralmente, as crianças choram e as mães precisam incentivá-las para deixarem o carro e entrarem na escola. No caso de Domênica, assim que o carro parou, ela pegou a mochila, pulou do carro e correu para a escola, sem olhar para trás. E quem chorou foi Zulmira, inconformada com a atitude da filha.

Um dia, Zulmira não pôde ir buscar a filha na escola e pediu para Fábio ir em seu lugar. Fábio nunca participara de reuniões, festas, apresentações de trabalho ou nada da escola. Não era muito difícil prever que o pai a esqueceria lá.

Todas as crianças foram embora, e Domênica ficou muito desesperada. Depois de muito tempo, um homem chegou de moto, com capacete na cabeça. A professora pegou Domênica pela mão, preocupada.

— Você conhece esse homem? – perguntou.

— Sim, é meu pai!

A menina correu para o pai, como se tivesse certeza de que nunca mais o veria. Ela chegou à conclusão de que, a partir dessa época, ela ficou com medo de ser esquecida nos lugares. Quando acompanhava os pais nos supermercados ou shoppings, vivia correndo, com medo de a deixarem para trás.

Nessa época, Domênica estudava no Jardim Escola Visconde de Sabugosa, onde fez só o pré. De lá, foi para uma escola de estado, Professor Reducino de Oliveira Lara.

No primeiro dia de aula, Domênica pediu que a mãe passasse seu uniforme, pois queria ir impecável e bonita para a escola. Quando chegou lá, foi um trauma. Não conseguiu acreditar: o lugar era péssimo. O cheiro era horrível, e todas as crianças estavam sujas. A sala era uma imundície, e tinha sessenta alunos na sala, todos grudados e amontoados.

Tinham tantas primeiras séries, que Domênica ficava perdida. Primeira série A, B, C, D, E, F, G... A perder de vista! Depois, na segunda série, eram apenas duas classes. As crianças não passavam de ano, outras desistiam de estudar, e as outras iam sendo amontoadas nas duas salas. O número de crianças ia afunilando. Era uma região muito pobre. Os alunos bagunçavam, carteiras voavam, e não prestavam atenção no que quer que fosse.

Na segunda série, Domênica começou a ter aulas com uma professora chamada Dona Fumiko. A professora, de traços japoneses e simpáticos, conseguia ensinar um pouco naquela bagunça. Na terceira série, Fumiko procurou Zulmira e falou que ela deveria procurar uma escola melhor para Domênica.

Zulmira e Fábio não trocaram Domênica de escola, inicialmente, mas quando entrou o quarto ano, eles resolveram trocá-la junto à irmã.

Fabiana estava entrando no primeiro colegial, mas no bairro em que elas moravam não havia escolas de segundo grau. A filha mais velha precisava ir para outra escola, e isso apavorou a menina. Fabiana era muito insegura, e não quis mudar de escola sozinha. Para unir o útil ao agradável, a irmã de dez anos mudou de escola com Fabiana, não apenas com coragem, mas com uma vontade enorme de sair daquele lugar.

Nessa época, já era meio nítido que Domênica era diferente da irmã. Elas tiveram tipos diferentes de criação. Domênica não sabia se essa diferença era pela inexperiência dos pais, já que Fabiana era a primeira filha, e às vezes os mais velhos são cobaias da experiência de educar. Mas era fato que Fabiana teve muitas responsabilidades desde muito pequena. A menina já era incumbida de comprar pão na padaria para o café da família, sozinha, com quatro anos de idade. Fabiana também se levantava cedo para fazer o café antes do pai ir trabalhar.

Algumas situações engraçadas também mostravam a diferença de Fabiana e Domênica em aceitar as responsabilidades numa época em que a responsabilidade básica deveria ser brincar. Fábio comprou uma chácara em Marsilac, em Parelheiros. O pai levava as filhas para lá, pois queria construir uma casa. Mas Fábio não tinha auxiliar de pedreiro e decidiu que as filhas o ajudariam na construção.

Domênica não aceitava aquela situação. Fabiana aceitava calada, virando massa de cimento, aos dez anos, tão bem quanto qualquer pedreiro. Domênica lembra que, nos fins de semana em que iam para a chácara, elas só ficavam trabalhando. *Ele vai ver*, pensava, com apenas cinco anos.

Fabiana misturava a massa, Fábio assentava os tijolos, e Domênica ia tapando os buracos com mais cimento. O pai dava a massa para ela e mostrava como tapar os buracos. No começo era divertido, mas tudo tinha limites. Domênica queria brincar, correr pelo quintal, não queria mexer com cimento! Ela também ia no sítio do avô, às vezes, e ele nunca as colocava para construir nada. Podiam brincar à vontade, e o avô mesmo brincava com elas, tocava violão... Então por que no sítio do pai ela precisava ficar lá tapando buracos e trabalhando em construção?

A irmã era prestativa ao máximo. Tudo que pediam, ela fazia. Domênica já não tinha essa paciência.

— Domênica, vai lá buscar um café pra mim! — gritou o pai.

Ela saiu para buscar o café e, na volta, encheu a mãozinha de areia e jogou na xícara. *Ele tá me escravizando, então agora vai tomar café com areia*, pensou a menina. O crime só não foi perfeito porque ela deixou cair um pouco da areia na borda do copo, e o pai viu antes de tomar a golada derradeira.

Fábio ficou chocado. Depois do episódio da areia, Domênica foi liberada do serviço permanentemente. Fabiana continuou a trabalhar.

No futuro, Domênica chegaria à conclusão de que essas suas "teimosias" a prejudicaram, por um lado, e ajudaram, por outro. Por exemplo, a avó ensinara as netas a costurarem, pois trabalhar com costura era uma das únicas áreas que as avós viam como "trabalho de mulher," que poderia salvar a economia de uma família. Domênica achava que não iria fazer aquilo, que aquilo não era importante para ela, pois ela não ia ser costureira como a avó. Por isso, não quis aprender a fazer nem uma barra. Já Fabiana aprendeu, e costurava muita coisa. Na idade adulta, Fabiana sabia fazer coisas que a ajudavam no dia a dia: quando ela chamou um pedreiro para assentar o piso, ela sabia como se fazer o serviço bem-feito; também dominava serviços de construção gerais; consertar carro; costurar roupas. Já Domênica tinha que se virar com essas coisas.

Em compensação, achava que a irmã fora, e ainda era, muito explorada. Ela não falava "não" para nada. Fazer tudo o que pediam, se mostrar boa e prestativa, fizeram dela uma mulher insegura. Domênica podia não saber fazer nada daquilo, mas sabia impor limite no comportamento dos outros para com ela.

Domênica tinha a impressão de que o pai atolava o carro na lama de propósito.

—Vocês precisam aprender a desatolar carro!

Ela lembrava que Fabiana ficava cheia de lama. Às vezes, o pai colocava Domênica no banco do motorista para ligar o carro, enquanto eles empurravam. E elas já tinham que saber dirigir aos doze anos.

— O bom numa mulher é ser rústica – falava Fábio.

Ele sempre tentara brutalizar as filhas. Domênica achava que era porque o pai ficou decepcionado por não ter tido um filho, e sim duas meninas. O Décio ainda era desejado.

Apesar de ter tido uma infância infinitamente melhor do que a mãe, Domênica também sofrera alguns terrores psicológicos do pai. Apesar de na época parecerem terríveis, hoje ela conseguia ver que foram úteis.

—Tudo seu que eu encontrar jogado... – dizia ele – ... vai pro saco preto. E vai pegar fogo.

Podiam ser livros da escola, brinquedos, qualquer coisa. Domênica lembra da avó paterna, Valéria, queimando suas coisas com uma expressão de prazer.

Ela estava do outro lado da rua, queimando suas roupinhas de boneca. Domênica não conseguia entender a expressão de prazer no rosto da avó. Ela obrigava Domênica a participar do ritual e ver tudo queimar.

Por sorte, porém, esse fora o único "abuso" que sofrera.

A família de Domênica morava praticamente dentro da oficina dos pais. Fábio fez um murinho em volta da casa, para separar a área da oficina.

—Você não pode passar pra lá! – disse ele, decidido, apontando para a oficina. – Porque tem os homens, tem tarados!

Um dia, Fabiana apanhou porque passou pela oficina, de saia. O pai era rigoroso. As meninas reclamavam, pois sobrava muito pouco espaço para brincar ou fazer qualquer coisa.

Por conta disso, Fabiana ficava mais na casa da avó. Tinha um portãozinho do lado da oficina, para passarem para lá. Mas Domênica não gostava muito de ir.

Uma coisa que ela se lembrava nitidamente de sua infância era a avó Valéria pedindo que ela e a irmã fossem olhar se o carro do avô estava na frente da casa da Dona Simone. A casa deles tinha uma laje, onde a avó estendia a roupa. Dessa laje, dava para ver várias casas, inclusive as que ficavam longe. A casa da Dona Simone era no bairro Cidade Ademar, mas Domênica conseguia ver a frente da casa. Valéria pedia para as netas verem se a Variant amarela de Luís estava na frente da casa.

—Vó, o carro do vô está lá na casa da Dona Simone, sim.

Domênica não sabia exatamente para que aquelas brincadeiras de espião serviam. Afinal, não era nenhum segredo que o avô ia na casa dessa mulher. Todo mundo sabia. Mas espiar o avô para a avó Valéria era uma das funções de sua infância.

Eles criavam ganso em casa. Todos os dias, a gansa botava um ovo, e Domênica e a irmã tiravam o ovo para colocar numa caixa de areia, para que a gansa não deixasse de botar ovos. As meninas pegavam uma caixa de papelão, colocavam areia e deixavam no depósito. Depois de postos os ovos na caixa, era preciso girá-los, todos os dias, para que fossem aquecidos por inteiro.

Esse ritual era feito para que nascesse o máximo de gansinhos que podia. Quando já tinham cerca de oito ovos, que era a quantidade que a gansa conseguia chocar, elas voltavam a colocá-los no ninho.

Um dia, quando Domênica foi colocar um dos ovos na areia, achou uma gata dentro da caixa. Apesar de elas terem colocado um vidro em cima, como tampa, o vidro havia ficado aberto, ou a gata o abrira. Só sabia que ela estava lá. E não estava sozinha: havia dado cria a outros quatro gatinhos.

A gata se assustou com Domênica e foi embora. Mas a menina sabia que ela voltaria, por conta dos filhotinhos. Mas não houve muito tempo. O pai pegou a caixa com os gatos recém-nascidos e colocou na laje, para eles morrerem desidratados. Era novembro, e o sol ardido fez o papel esperado.

Domênica nunca esqueceu isso. Havia algumas atitudes do avô e do pai que pareciam ser feitas só pra imporem alguma maldade sem sentido. Domênica suspeitava que eles deram fim também à sua cachorra Bolinha, que sumiu inexplicavelmente do quintal fechado.

Os pais brigavam muito. Fábio gritava que iria botar fogo na casa e quebrar todos os móveis. Era o que Domênica depois chamaria de "bêbado seco": tinha atitudes violentas, mas nunca bebeu. Um dia, o pai jogou a televisão na porta do quarto.

Um dia, Domênica adorou o fim da briga dos pais. Eles tinham uma cachorra da raça pastor alemão, que vivia no quintal. E ela nunca entrava em casa. Pois, no meio da briga, num dia que os pais realmente se atracaram, a Nega (era assim que Domênica a chamava) invadiu a casa e começou a morder os dois. Depois que já tinha separado ambos, ela simplesmente deu um resmungo e saiu de volta para o quintal. Domênica riu muito, pois era isso que ela gostaria de ter feito desde o começo. Mas, mesmo querendo, nunca se intrometeu.

Apesar das brigas, do ciúme e de todo o resto, a mãe sempre tentava passar para as filhas uma imagem do pai como um santo. E tudo era sempre para ele, em primeiro lugar.

—A melhor parte da comida é pro pai — escutava, sempre.

Tudo era assim. Tantas coisas eram assim, que teve épocas que o pai queria "a moto tal", e eles passavam o mês apertados, até mesmo com relação à comida, porque tinham que comprar a moto.

Domênica lembra que ia na casa da tia Brigitte, que também era casada com um homem que colocava suas prioridades acima de coisas primordiais. A tia, com medo disso, estocava comida embaixo da cama, para qualquer época que ficassem com dificuldade financeira extrema. Como não tinham filhos, a tia dava feijão enlatado e comida para as sobrinhas.

Domênica achava aquelas atitudes do pai e do tio extremamente egoístas. Mas parecia ser a única, entre todas da família, a achar aquilo um absurdo.

Apesar de toda a convicção de ser diferente das mulheres da família, Domênica não estava tão protegida de ter a mente moldada pelos seus valores.

Ela continuava na escola Alberto Levy, em Indianópolis, onde havia ido estudar depois da quarta série. As brigas na família continuavam, assim como sua postura diferente da irmã. Mas nem tudo eram rosas dentro da mente de uma jovem, ainda mais de alguém que via brigas quase que diariamente.

— Estou muito gorda.

Ela já estava no primeiro colegial. Decidiu que precisava emagrecer, e levou isso bem a sério. Tinha dezessete anos, e comia basicamente a polpa e a casca de um mamão — isso durante o dia inteiro.

Ficou toda amarela e começou a ter problemas de circulação. Sua menstruação ficou seis meses sem vir, pois o corpo não queria perder ferro e sangue.

Só depois dessa parada de menstruação é que Zulmira e Fábio levaram a filha ao médico. Queriam fazer um exame de ultrassom.

— Conta só para mim... — sussurrou o médico, para Domênica. — Você fez alguma coisa?

Era claro que não se tratava de gravidez. Domênica tinha entrado em amenorreia porque parara de comer. Não era um outro ser que estava dentro dela, mas ela mesma que não estava muito bem dentro de si.

Domênica continuou firme no regime.

— Você só tem nariz, mão e pé! — dizia Zulmira.

Mas ela se via gorda, *muito* gorda! Às vezes, ela variava o menu do mamão. De manhã, ela tomava chá com adoçante. Na hora do almoço, comia um tomate. E era só.

Domênica recordava alguns comentários que o médico fez enquanto realizava o ultrassom.

— Essas pessoas que você vê na televisão, elas não têm a idade que falam que têm.

Ela escutou aquilo, sem entender por que o médico dizia isso. Será que ele pensava que ela estava tentando ficar igual às pessoas da TV? Não. Ela só estava se achando gorda.

Mas nada de terapia para ver uma possível anorexia. Os médicos apenas entupiram a garota de hormônios que davam muita fome. Assim, Domênica voltou, a contragosto, a comer até voltar a ter um peso razoável.

Antes de tudo isso, Domênica não aceitava sua condição feminina. Não queria ter seios. Ela sentia que precisava esconder aquilo. Usava várias blusas, o máximo que conseguia.

Domênica achava que havia ficado com a mensagem que o pai passou quando era criança na cabeça: ela era o Décio. Talvez também o fato de não querer seguir o estereótipo das mulheres da família a deixasse com vontade de não ser mulher. Só se sabe que a mãe precisava ir à costureira para fazer blusas largas o suficiente para que os seios da filha não aparecessem sob a roupa.

Quando a menstruação apareceu, ela aceitou ainda menos. Chorava e ficava muito mal, enquanto a mãe tentava convencê-la de que era normal.

— A Xuxa tem isso, filha! As cachorrinhas, também... — dizia, para ver se a filha se identificava com a cantora famosa, ou com os animais que gostava.

Não teve jeito. Domênica achava que a questão da perda de peso era, inclusive, uma forma de controlar o corpo. Quanto mais magra, menos curvas. Mais tarde, ela chegaria à conclusão de que aquela era uma época de descobrimento: ela ainda não tinha a segurança que conquistaria na fase adulta. Tinha sobre si o peso de precisar ser perfeita, tanto quanto as mulheres da sua família. De ser "boa". O que mudava, nesse caso, era apenas a "forma" de ser perfeita. Enquanto a mãe e a avó viam a perfeição sendo o tipo de mulher que acatava o marido em tudo e o agradava sempre, Domênica via a perfeição em ser magra.

Além disso, ela realmente se sentia tratada como Décio. O pai a levava em feira de carros e só conversava com ela sobre futebol. Inconscientemente, ele queria que ela fosse algo que ela nunca seria.

Domênica estudou na mesma escola até o terceiro ano. Não tinha muitos amigos, nem paqueras. Mas estudava muito, porque queria entrar na faculdade de Medicina.

Bem no fim do ano, a escola ficou em greve. Domênica ficou muito preocupada e quis falar com o pai para fazer um cursinho para se preparar pro vestibular. A ideia foi recebida com assombro. Desde seu avô, Seu Luís, até o avô materno, Álvaro, e agora o pai, todos concordavam com uma coisa: era dinheiro jogado fora pagar escola para uma mulher. Se fosse estudar, teria que ser em escola pública.

— Saber escrever seu nome já está bom! – dizia o avô.

Até a mãe criticava a prima de Domênica, que queria fazer Engenharia. Domênica achava que a crítica da mãe era mais para ir na onda do argumento do pai, do que outra coisa.

— Engenharia é coisa pra homem! Que ridícula!

Quando ela finalmente disse que queria fazer Medicina, escutou a família carinhosamente aconselhá-la a fazer Nutrição.

— Você tem que fazer Enfermagem! – disse a avó Valéria. – Medicina não é coisa pra mulher. Mulher tem que ser enfermeira.

Ela simplesmente não ouvia. Não se irritava com os comentários, porque nunca chegou realmente a escutá-los.

Diferentemente da irmã, Fabiana não queria estudar. Zulmira tinha grandes brigas com a filha mais velha por conta disso.

— Eu quero ser burra, e daí? – gritava Fabiana.

A mãe incentivava muito os estudos das duas filhas, justamente porque não conseguira estudar. Toda a capacidade intelectual de Zulmira, que depois descobriu-se ser imensa, havia sido desperdiçada por conta do machismo do pai e do marido. Como todo pai, que normalmente coloca nos filhos seus sonhos ou frustrações, Zulmira queria ver as duas filhas estudando o máximo que podiam.

— Amarra o seu burro na sombra! — dizia Zulmira, sempre.

O que Fabiana dava de trabalho por não gostar de estudar, Domênica compensava.

Nessa época, uma prima de Fábio trabalhava num Cursinho Universitário e ofereceu um curso para Fabiana. A irmã não aproveitou o estudo e quis sair da escola, e então Domênica entrou no lugar dela. A partir do segundo ano do colegial, ela já fazia cursinho preparatório durante a tarde.

Domênica passou o segundo e o terceiro ano estudando de manhã na escola, e à tarde no cursinho. Quando o terceiro ano acabou, Domênica prestou Fuvest e Unesp, mas não passou. Mas conseguiu 70% de bolsa em um cursinho renomado.

Depois de bastante conversar, o pai decidiu que pagaria 30% do curso. Domênica se sentia muito culpada por pedir dinheiro para estudar, ainda mais porque o pai sempre falava o quanto aquilo era absurdo.

No fim do ano, Domênica decidiu prestar vestibular para a Universidade em São José do Rio Preto, para a PUC e para a Universidade de Medicina de Marília. Nessa época, o pai mudou seu discurso:

— Você não pode ir pra nenhum lugar longe. Prefiro continuar pagando o estudo a você ter que sair de casa.

Mas quem deu a última palavra foi o Dr. Domingos. Ele era o médico da família. Qualquer coisa que qualquer pessoa tivesse, eles procuravam o Dr. Domingos. Apesar de ser urologista, ele foi gastro, pediatra, e tudo o mais que os Metzer precisavam.

— O Dr. Domingos fez faculdade em Jundiaí! — disse Zulmira.

— Pronto! Você tem que prestar a faculdade do Dr. Domingos! — o pai decidiu.

No primeiro dia, Fábio levou Domênica para fazer a prova. Nos outros três dias, Zulmira a levou. Iam e voltavam de Jundiaí num Fiat 147.

No último dia de prova, Zulmira foi comprar pão, mortadela e refrigerante para elas comerem depois da prova. Ao sair da padaria, Zulmira viu o homem que estava tomando conta dos carros. *Não quero ter que dar nada pra ele*!, pensou ela, crente que o homem pediria um pedaço do pão ou um gole da Pepsi. Pensando nisso, Zulmira atravessou a rua correndo. Quando ela menos percebeu, estava caindo. Tropeçou e foi com o rosto direto no chão. Estava segurando as compras com força antes de desmaiar.

Zulmira foi socorrida lá no hospital da faculdade. Depois disso, ela deu o pão com mortadela para o homem do estacionamento.

A Faculdade de Medicina de Jundiaí é uma autarquia municipal e, em 1995, o valor da mensalidade era de um salário-mínimo. Esse valor era metade dos 30% do cursinho, ou seja, a faculdade saía por um pouco mais de duzentos reais. Passar na faculdade seria, portanto, mais barato que continuar estudando no cursinho.

— Se é mais barata que o cursinho, então você faz essa faculdade aí do Dr. Domingos – disse o pai.

Domênica nem foi atrás do resultado, mas o vizinho da rua trabalhava em Jundiaí e veio trazer a notícia de que Domênica tinha passado.

Quando ela entrou na faculdade, o objetivo de Fábio era que a filha arranjasse um namorado rapidamente.

— Assim que você arranjar um namorado, ele vai ficar te levando e buscando pro curso – ele falava –, daí eu me livro da responsabilidade.

Domênica ignorava o comentário, como fizera com os outros comentários familiares acerca da profissão ou do que uma mulher deveria fazer. Mas uma das coisas que o pai fazia a afetava profundamente: o terror sobre se seria possível pagar a faculdade até o fim do curso.

O curso era integral, e Domênica não tinha absolutamente nenhum horário vago para pensar em trabalhar para pagar. Ela não sabia se podia se permitir sentir culpa. Afinal, não foi o pai que disse que ela deveria estudar lá? Que era mais barato que o cursinho? Por que ele mudara de ideia? Ela deveria desistir e sair?

Essas perguntas, a culpa por precisar do dinheiro do pai, da irmã e eventualmente da avó, e a insegurança de que deveria ser digna de tudo aquilo, a assombravam. Cada um ajudava num mês, quando podiam.

Quando foram fazer a matrícula, a faculdade informou que, devido a uma reforma, aquele ano eles teriam que pagar o valor de dois salários-mínimos. No segundo ano, a mensalidade subiu para três salários-mínimos, por conta de outra reforma. Sendo uma autarquia municipal, a faculdade subia ou baixava segundo as necessidades. De um salário-mínimo, a faculdade, no fim, subiu para quatro. Mas o preço não passou de oitocentos, o que Domênica não achava tão exorbitante assim.

Mas a oficina, o aluguel de algumas casas e a ajuda que Fabiana dava eram suficientes. Domênica não sabia disso, e todo mês se sentia mal, tendo que ouvir o discurso do pai de que eles não conseguiriam fechar o mês. Mas ela colocou em sua cabeça que aquele era um dinheiro bem investido e que um dia poderia recompensá-los.

A irmã Fabiana, apesar da época em que se recusara a estudar, conseguira um emprego na VASP, Viação Aérea São Paulo. Com o salário, ajudava com maior grado a pagar algumas mensalidades da irmã. Mas Domênica se sentia péssima.

Hoje em dia, o marido pergunta para Domênica se ela não tem vontade de reencontrar o pessoal da classe com quem ela estudara.

— Não quero nem lembrar daquela época — responde ela. — Foi tão horrível que eu não faço questão nenhuma de recordar.

Havia sido, definitivamente, a pior época da sua vida. O estudo, a insegurança, o terror psicológico do pai. Perto do que sabia que a mãe passara, não era nada. Mas Domênica ainda se cobrava o suficiente para aqueles cinco anos terem sido os piores de sua vida.

A princípio, o pai a levava todos os dias para a faculdade, e ela voltava de ônibus Cometa. Depois de um tempo, visto que a cidade não era tão perto assim, o pai sugeriu que ele a levasse domingo à noite, e a buscasse no sábado para passar o fim de semana com a família. Durante esses dias, Domênica morava numa república.

A experiência de morar na república não foi das melhores. Domênica sentia que estava vivendo com pessoas com nível social muito acima do dela, que não entendiam certas dificuldades que ela passava. Ela ficou em repúblicas até o fim do curso, o que durou cinco anos. Nesse meio tempo, mudou-se três vezes.

Na casa onde quatro pessoas dormiam no mesmo cômodo, Domênica tinha uma colega de quarto que tinha vários namorados. A menina revezava os dias que eles iam na república, já que nenhum deles poderia saber do outro. Domênica precisava ir dormir com a amiga e o menino no mesmo quarto, com fundo sonoro de sexo. Em certa ocasião, a colega implorou que Domênica segurasse um dos pretendentes na porta da casa, porque o outro ainda não saíra. O esquema para que eles não se esbarrassem era uma zona. Tudo isso defumado pelo cheiro fortíssimo de maconha que outra garota usava.

O primeiro namorado de Domênica foi aos vinte e dois anos. Ela estava no início do quinto ano quando o namoro começou. Ao olhar essa época, Domênica percebe que ela não nasceu livre das inseguranças que todas as mulheres da família pareciam ter. Suas atitudes e reações não foram as da garotinha que coloca areia no café do pai, mas, sim, o reflexo da atitude de uma adolescente que queria ficar magra para ser perfeita.

Apesar de ser muito reservada e pouco disposta a fazer amizades, viver na república meio que obrigou Domênica a conhecer muitos alunos, inclusive de outras repúblicas lá perto.

A república de Domênica era só de meninas, mas havia a república ao lado que era só de garotos. Duas repúblicas cheias de jovens entre vinte e vinte cinco anos, sem "adultos" por perto, cheias de meninas e meninos. Era meio óbvio que essas duas repúblicas fossem o espaço para os namoros e casos da faculdade. Eram tantas histórias que era até divertido imaginar as repúblicas como pessoas, a mulher e o homem, que se amavam ou engalfinhavam em casos e conflitos emotivos e sexuais. No meio do antro dos feromônios, Domênica era a mais certinha. Ela era "na dela". Estudava muito e, aos vinte e dois anos, nunca tinha namorado ninguém.

Não demorou muito para que um rapaz, tão tímido e reservado quanto ela, se interessasse. Rodrigo também nunca tinha namorado ninguém e estava gostando de Domênica há um tempo.

— A gente dá uma força! — disse Felipe, amigo de Rodrigo. — A gente te aproxima dela!

Assim, os amigos de Rodrigo começaram a conversar mais com as amigas de Domênica, a fim de juntar os dois. Felipe começou a conversar com Domênica e se tornaram amigos também. Domênica lembrava de ter visto Felipe pela faculdade: ele tinha namorada, inclusive. Domênica a conhecia de vista, era uma menina do interior. Entre uma conversa e outra, Domênica soube que Felipe tinha terminado com a menina do interior havia um tempo.

Eis que Felipe vantajosamente se esquece do motivo pelo qual começou a conversar com Domênica, e a convida para sair.

– Quer namorar comigo? – perguntou, depois de algumas saídas.

E foi assim que ela começou a namorar.

Ele era um pouco mais velho que ela. Quando Domênica entrou na faculdade, Felipe estava no quarto ano, sendo que ele havia repetido um ano e ficado parado um segundo. Quando eles começaram a conversar e sair juntos, ele já estava para se formar. O pedido de namoro foi feito quando ele já morava em São Paulo, e não mais na república.

Sem repetir nenhum ano nem parar o curso, Domênica se formou logo depois.

Quando ela se formou, ele já estava formado, mas estava parado. Felipe tinha feito colegial técnico e estava a fim de fazer faculdade de Engenharia. Mas a família o incentivou a fazer Medicina, e agora ele estava totalmente desorientado. Tentou ir para a área de radiologia, mas acabou vendo que não era aquilo que queria.

No dia da colação de Domênica, o pai chegou e disse:
— Agradeça a sua irmã.
Ela concordou, já que sem Fabiana realmente não teria conseguido.

Apesar dessa imensa ajuda, Domênica não achava saudável o modo como o pai "administrava" o dinheiro de sua irmã. Ela ainda trabalhava na VASP e ganhava um bom salário. O dinheiro ia para uma conta conjunta, e era o pai quem decidia o que era feito com ele.

No ano em que a VASP faliu, em 2005, Fabiana ganhou uma rescisão por ficar sem emprego. Toda a rescisão foi gasta pelo pai em pagamentos diversos. Ela aceitou, com a cabeça baixa. Como sempre fazia.

Até hoje, Fábio nunca tivera conta bancária com Zulmira. Sua conta era conjunta com a de Fabiana, e o salário de Valéria havia sido integrado à conta deles nos últimos meses. Ele administrava tudo: aluguel, gastos e necessidades.

Era uma forma, inclusive, de tirar qualquer tipo de poder da esposa na hora de controlar as finanças. A filha mais velha aceitava qualquer trâmite que ele fizesse.

Quando Domênica começou a trabalhar, foi convidada a participar do "bolão", mas não aceitou.

— Cada um tem que administrar o seu! — disse, indignada.

Nessas situações, Domênica percebia que, realmente, era à irmã que ela deveria agradecer por ter se formado.

Quando a faculdade acabou, Domênica via as famílias incentivando os alunos a se preocuparem com o que eles fariam de especialização, a residência.

— É absurdo querer fazer residência — disse o pai, e a família acatava. — Você está querendo muito.

Domênica não tinha dinheiro pra pagar as inscrições da residência, nem para pegar o diploma. A colação de grau havia sido dia 23 de novembro, mas a faculdade também cobrava a mensalidade do mês de dezembro, pois fazia parte da anuidade.

— Não. Acabou a faculdade, acabou — o pai falava.

Ele argumentava que, como já tinha visto a colação, não pagaria mais um centavo. Sem a mensalidade, Domênica não podia pegar o CRM. Sem CRM, não poderia fazer residência, nem trabalhar em lugar algum.

Zulmira percebeu o desespero da filha e foi pedir ajuda para Valéria.

— Não sei por que ela está tão desesperada — disse a avó. — Já falei que isso não daria em nada. Mas ajudo, sim.

E foi com a ajuda financeira da avó e a persuasão da mãe, duas mulheres que jamais puderam fazer nada que quisessem, que Domênica conseguiu pegar sua passagem para seguir um destino diferente das mulheres da família: a independência.

Depois da formatura, Domênica ficou um tempo estagnada, sem saber como prosseguir. Decidiu que iria fazer residência, mesmo sem o apoio familiar. Enquanto não estava residindo, Domênica foi ver um trabalho para o namorado, como médico em uma academia. Quem ofereceu o trabalho a Felipe foi um cara da turma dele, que tinha um irmão da Escola Paulista de Medicina. Geralmente, quem entrava para ser médico da academia Runner era quem se formava na Escola Paulista. Mas havia sobrado uma vaga. Essa vaga foi oferecida para o namorado de Domênica, mas Felipe acabou entrando na residência. Ela, não.

Achando melhor trabalhar até conseguir a residência, Domênica aceitou ficar na academia no lugar de Felipe. O trabalho era fácil, apesar de ela se sentir um pouco deslocada. Afinal, era a única que não tinha estudado na Escola Paulista.

Um dia, um moço chegou para ela, sem pestanejar:

– Olha, eu vim aqui porque eu quero o seu horário.

Domênica pareceu não entender. Ele tinha feições japonesas, e logo ela descobriu que era um recém-formado da Escola Paulista, que havia prestado Ortopedia, mas não havia gostado. Agora, ele queria entrar na residência de Radiologia, mas para isso precisava de um trabalho onde pudesse ter tempo para estudar. Achou que o horário de Domênica seria perfeito pra ele.

– Eu quero saber se você quer ficar ou não. Eu moro aqui do lado, no Morumbi, e esse horário é ótimo pra mim.

– Eu não vou sair daqui – respondeu ela com a mesma expressão e simpatia que ele estava falando.

E foi isso. Algumas outras frases trocadas, e o rapaz, que se chamava Marcos, decidiu ir vê-la todos os dias. Ele se matriculou na academia e, de shorts e roupa para fazer os exercícios, lá ele ia. Mas, ao invés de fazer os exercícios, ficava por perto para conversar com ela.

Domênica disse, de todos os jeitos possíveis, que não estava disponível. Não estava interessada, pois tinha um namorado. Mas Marcos ligava para a academia, tentou descobrir seu endereço e lhe deu presentes. E quando ela foi fazer prova de residência, ele foi junto. E lhe deu carona.

– Eu me inscrevo no quê? – perguntava ele. – Anestesiologia ou Pediatria?

Ela tentava preencher o manual dela, inconformada por ele estar perguntando aquilo.

— Ué, no que você quiser!

— Eu não sei. Onde você vai fazer?

Domênica achava engraçado, mas a verdade é que nunca deu abertura para ser nada além de amiga dele. Apesar de no começo do namoro ela não ter tanta certeza se realmente gostava de Felipe, agora ela o amava. O relacionamento havia crescido. Ela conhecia toda a família, gostava dos pais dele. Estavam juntos há três anos! Estavam juntos há tempo suficiente para ela pensar em casamento.

Um dia, Felipe disse por telefone para Domênica que iria tomar um remédio da tia dele, para conseguir dormir. Ele estava cansado e não conseguia pregar o olho. O namorado morava no mesmo prédio da irmã, um apartamento em cima do outro.

Domênica deu boa noite e desligou o telefone. Poucos minutos depois, lembrou que se esquecera de mencionar algo importante. Com o tempo, ela se esqueceria o que a levou a ligar de volta, mas era uma dessas coisas que um casal já consolidado, e teoricamente maduro, precisava conversar.

O telefone tocou, e ninguém atendeu do outro lado. Ela lembrou que ele havia tomado remédios para dormir e ficou preocupada. Discou outro número.

— Oi! Seu irmão me disse que iria tomar um remédio para dormir, e agora ninguém atende no apartamento dele — disse para a cunhada. — Você pode ir lá e ver pra mim se está tudo bem?

A cunhada foi, sem pestanejar. Domênica já estava formada, e se ela dizia que poderia ser perigoso, era melhor verificar. Ao voltar, ligou de volta.

— Alô, Domênica? Olha, o apartamento estava meio desarrumado. Parecia que alguém estava se arrumando pra sair. O carro dele não está na garagem, ele deve ter saído.

Domênica ficou um tempo, que ela não saberia dizer quanto, pensando na frase.

— Ele deve ter ido pra alguma balada. Olha... — a irmã sentiu o clima que estava se formando — ... você pode dizer que fui eu que contei que ele saiu, mas eu vou me trancar aqui! Não quero que ele venha aqui brigar comigo!

Domênica agradeceu e desligou o telefone. Sabia exatamente o que a mãe faria, nessa situação: sairia atrás do companheiro, já gritando e com raiva. Ela estava com raiva. Mas se limitou a deixar um recado na secretária eletrônica com um: "Quando você chegar, me ligue".

Mais tarde, ele ligou.

— Ah, eu fui no apartamento de um cara aqui do prédio. Era dia de jogo.

— Nossa, que legal, né? — disse Domênica, sorridente. — Você se arrumou, entrou dentro do carro, entrou com o carro no elevador e foi no apartamento do mesmo prédio?

A gagueira do outro lado da linha foi uma resposta.

— É, sua irmã viu que seu carro não estava aí — ela explicou, esperando que faria sair alguma palavra inteligível dele, e não só sons guturais.

Não adiantou muito.

— Sua irmã foi na garagem, viu que seu carro não estava e deduziu que você saiu — disse ela, novamente.

— Ah, eu vou brigar com ela! — ela o escutou dizer.

O pai de Felipe, diferentemente dos pais dos namorados futuros, era uma pessoa bem presente. A única resposta que Domênica pensou em dar foi:

— Se você brigar com a sua irmã, eu conto para o seu pai! Ela estava preocupada com você e não fez nada de mais!

Depois de várias interjeições de raiva, ele finalmente contou. Felipe conheceu uma pessoa na internet, que por coincidências do destino ou não, era a babá dos filhos de uma professora da faculdade de Medicina deles.

A babá da professora, pensou Domênica. *Parecia piada*.

Ele estava namorando com as duas ao mesmo tempo. Havia seis meses.

Domênica experimentou um misto de raiva e tristeza muito grandes. Mas não terminou. Ele disse que ainda estava em dúvida e iria se decidir.

A atitude da menina que colocava areia no café do pai teria sido óbvia. Ele já a traía há meses! Já era motivo para não haver qualquer possibilidade de chance de aceitá-lo. A atitude correta deveria ser terminar o namoro imediatamente.

Mas ela não era só a garotinha que dizia que queria morar sozinha aos cinco anos. Ela era também a moça que passou pela adolescência sem se encontrar, que passara pela faculdade insegura por não saber se poderia terminar o curso, que ouvira todas as brigas dos pais, as inseguranças da mãe. E que, naquela época, estava tentando prestar a prova de residência, sem saber se teria dinheiro para prestar todas, sem saber se passaria, sem saber com o que trabalharia. No limbo. Ela se tornou, então, a moça que aceitou continuar o namoro.

No dia da prova de residência da USP, o namoro de três anos acabou. Pelo menos ele a esperou sair da prova para terminar. Ele havia escolhido a babá.

Quando terminaram, a mãe chorou com ela. A mãe sempre sofria com ela. Se ela estava triste, a mãe chorava.

– Ah, não liga não – disse o pai. – Eu estou muito contente que agora você voltou pra gente. Mas foi muito bom eu ter certeza que você arrumou esse namorado e está triste por terminar. Porque agora eu sei que você não é bicha.

Domênica não conseguia acreditar no que ouvia.

— Eu fiquei contente que você terminou com o Felipe, eu não gostava dele. Mas pelo menos eu tô tranquilo, porque sei que você não é gay – repetiu o pai.

Ela ficou incrédula. Ele havia usado de todas as maneiras possíveis para masculinizá-la e agora tinha esse tipo de suspeita sobre sua orientação sexual? Seria culpa, por tê-la tratado por Décio a vida toda? Teve vontade de dizer que o processo de "feminilização" já havia sido iniciado desde o momento em que todos a criticavam por querer fazer Medicina. Ela já estava sendo tratada como "mulher" há um bom tempo. "Mulher", de acordo com o conceito machista de toda a família. Teria respondido isso, mas estava triste demais com suas próprias emoções para comprar briga com o pai. Pelo menos naquele dia.

Marcos ficou feliz, inicialmente, pois achou que teria chances. Mas a garota continuou sem mudar de ideia. Tentou voltar com Felipe algumas vezes. Agiu como todas as mulheres da família agiriam. Telefonava. Tentava encontrá-lo. Ele continuava com a babá, mesmo tendo aceitado algumas tentativas de volta deles. Mas nunca voltaram definitivamente.

A garota também sabia sobre ela. Havia um rapaz no grupo de amigos da faculdade de Domênica que se chamava Caetano. Ele fazia residência em Endocrinologia, e a atual namorada de Felipe ainda era babá da professora de Endócrino. Um dia, Caetano foi à casa da professora para pegar um trabalho que havia deixado com ela, e a babá pediu uma carona para voltar para casa. No caminho, ela contou que a ex-namorada do namorado dela era uma louca, que ela tinha muito medo dela.

A babá morava na mesma rua da faculdade. Todo mundo sabia do caso dos dois.

Domênica se sentia extremamente insegura com toda essa história. E fazia o que qualquer moça insegura nessa situação faz: bravejava. Ficou irritada, fazia a caveira dos dois. Vitimizava-se.

Ela se sentia tão insegura com todo o processo da faculdade, as pressões, a dúvida sobre a residência, que achava que aquilo era o motivo dela ser também insegura nos relacionamentos. Isso, somado ao que ela via como perfil feminino na sua casa: sua avó, sua mãe, sua irmã. A ideia sempre constante de que ela não iria conseguir, a ideia de que ela, como mulher, não poderia fazer aquelas coisas, a pressão sobre fracassar depois de tudo. Domênica estava com uma autoestima péssima. O modo como a pessoa se vê, além de toda a herança emocional das mulheres da família, fizeram com que aquele término de namoro fosse encarado da mesma forma como seria pelas mulheres dependentes de relacionamento.

A diferença é que ela enxergou isso. Enxergou a situação dela, a situação da mãe, da avó. E percebeu que não queria aquilo.

As coisas começaram a mudar quando ela viu que havia outras possibilidades. Ela não era obrigada a continuar naquele ciclo vicioso.

O pai dizia que não podia dormir com a porta fechada, com a janela fechada, pois podia sufocar. Não podia dar um osso ao cachorro, senão ele poderia morrer. Tudo poderia acabar em desastre. O gato não poderia tomar água da fonte, pois morreria eletrocutado. Você não pode andar na rua sozinha, pois você vai se perder. Você não vai conseguir. Era melhor ligar para alguém, pedir ajuda.

Esse era o clima no qual ela foi criada: o de que ela precisava, sempre, de um homem. Apesar da contradição da criação como "mulher rústica", de ter sido sempre a criança rebelde, a que vai e tenta, a que faz um curso que "não é para mulher", é impossível se ver livre de todas as imposições psicológicas que uma família pode colocar.

Ela viu e via a vida da mãe, da avó, das tias. Ela seria mais uma mulher dependente, que ligaria para o marido até para perguntar em que esquina precisaria virar?

Resolveu que não. Mas sabia que o processo de mudança seria longo...

Quando finalmente entrou na Residência de Psiquiatria, em Campo Limpo, descobriu ser a área que mais gostava.

Haviam oferecido um emprego para um colega seu, que estava no segundo ano da residência. Era para trabalhar em um Hospital Psiquiátrico. O amigo era tão seguro quanto Marcos.

– Domênica, você vai comigo em Carapicuíba? Eu vou ver esse emprego e estou com receio.

Ele já estava terminando a residência, e Domênica não via muito motivo para o amigo estar com medo. E no fim das contas, quem conseguiu o emprego foi ela.

Não era a primeira vez que ela ficava com o emprego que era inicialmente de outra pessoa, mas ela não tinha muita culpa se o colega tinha ficado nervoso na entrevista. E menos ainda pelo amigo ter pedido que ela fizesse a entrevista junto.

Domênica continuava morando na casa dos pais. Mas a vida lá começou a ficar infernal. O pai começara um processo que Domênica chamava de "espremer para fora".

– Vou desligar o telefone da casa, pois só você usa. E vou cortar algumas coisas – dizia. – Você precisa arranjar um namorado, logo.

Mas ao mesmo tempo, quando Domênica falava sobre a ideia de alugar um apartamento, ele não aceitava.

– Eu queria que ela arranjasse alguém. Agora que ela já fez faculdade, já tá na residência, eu queria que ela arrumasse alguém e fosse embora – dizia Fábio para Zulmira.

A maneira de pensar era um tanto engraçada. "Agora que ela já fez faculdade". Aquilo era dito numa tonalidade de voz, como se ele, na verdade, dissesse: "Pronto, você já fez a faculdadezinha que você queria. Que tal agora seguir o plano que foi feito pra você? Arranje um marido que te sustente e case".

Na cabeça de Fábio, esses comentários só ajudariam a filha a querer encontrar um bom marido. Era uma maneira de libertá-la. Mas ele não queria que ela se libertasse sozinha.

Domênica estava decidida a sair de casa. Mas toda a expectativa e a pressão de que ela arrumasse alguém acabaram, novamente, surtindo efeito nela: ela arrumou um namorado.

E sua história com ele a levaria a procurar a Delegacia da Mulher.

Com esse clima em casa, Domênica começou a trabalhar em vários lugares, pois queria tentar comprar um apartamento, não alugar. Trabalhava como uma louca: todos os fins de semana, todos os feriados. No Hospital Psiquiátrico, como ela era solteira e não tinha filhos, todas as festas acabavam ficando para ela cobrir. Ela não se importava, pois estava conseguindo juntar dinheiro.

Depois de muito custo, aos vinte e seis anos ela conseguiu dar entrada num apartamento. Depois de procurar por meses, viu um prédio que só tinha mais uma unidade livre. Decidiu por ficar com ele, fechou negócio e foi dar a notícia para a família.

Mas o destino não poderia deixar a ironia passar: o apartamento que Domênica comprou ficava no terreno que era a antiga fábrica da EKE. Era naquele lugar que Zulmira e Fábio haviam se conhecido. Isso a fez rir bastante quando descobriu.

Domênica não saiu de casa instantaneamente. Houve um processo. Mas sentir que tinha para onde ir já era um ótimo começo.

Ela estava na residência de Campo Limpo, quando ele apareceu. Ele havia feito a mesma faculdade que ela. Seu nome era Petterson, e Domênica logo se lembrou dele, quando o reencontrou no hospital. E ele era perfeito. Bonzinho, educado. O namorado que o pai sonhara.

Ele e ela sempre se viam no trabalho. Começaram a almoçar juntos e a conversar bastante. Domênica não sabia bem o que sentia por ele. Mas ele insistia muito para sair com ela, e ela foi aceitando. Depois de pouco tempo, ela ouviu a frase novamente.

— Quer namorar comigo?

E, novamente, aceitou.

Petterson havia sido da mesma turma de Felipe. A diferença é que, como ele fez o curso certinho, sem reprovar nenhum ano, ele se formou bem antes, de modo que Domênica quase não falara com ele durante a faculdade. Depois de formado, Petterson havia feito uma especialização de cinco anos e já estava muito bem-posicionado na carreira.

Mas aos trinta e cinco anos, ele nunca tinha namorado ninguém. E usava só as roupas que a mãe fazia. Aqueles casaquinhos de lã que se faz para bebês eram feitos pela mãe, no tamanho de um homem grande. Certo dia, Domênica deu uma blusa de lã de presente ao namorado.

— Não, não vai servir — disse a sogra, sem nem olhar direito. — O braço dele é muito grande. Ele só usa o que eu faço.

Na casa dele, ele era chamado de *Neném*. Mas o Neném era um tanto quanto controlador. Quando Domênica finalmente conseguiu se mudar para o apartamento que comprara, ele não queria de jeito nenhum que ela morasse sozinha. Mas eles também não podiam morar juntos, pois a mãe queria que se casassem antes.

Aos protestos do pai, do namorado e de outras vozes que ela não contou, Domênica se mudou e foi morar sozinha. O sonho de quando tinha cinco anos estava realizado, afinal! Aos poucos, ela estava conseguindo se virar.

Depois de onze meses de namoro, ela já não o suportava. Domênica se sentia meio perdida. Foi conhecendo Petterson, e a cada dia ele parecia mais perfeitinho por fora e mais insuportável por dentro. Mas ela não tinha vínculos, amigos ou conhecidos. Domênica já ia fazer trinta anos, e a pressão por relacionamentos continuava. Sua irmã sempre dizia que ela era muito fria, que era por isso que não gostava de ninguém.

— E você sempre atende tudo o que o pai quer! — retrucava.

Mas, no fundo, não via qual das duas estava pior nesse quesito. A irmã havia casado, mas já se divorciara. O marido a traíra um tempão, e ela aguentou tudo, até finalmente ele não a querer mais. Domênica estava decidida a não viver isso. Estava se tornando independente, mas ainda não se sentia segura como queria. O estigma da dependência de relacionamentos, o fantasma que rondava as mulheres da família ainda permanecia com ela. Ela não amava o namorado. Ela apenas o suportava. Por quê? Ela não tinha mais ninguém. Ela ficava, pelo mesmo e tedioso motivo que a avó ficou, que a mãe ficou. Que a irmã ficou. Ela tentava ser mais forte que elas, mas também acabava ficando.

Domênica já estava morando no apartamento há uns meses. Vivia sozinha e queria ter a vida de adulta que ela conquistava. Tinha um namorado, uma casa. Chamava Petterson para ir ao apartamento dela sempre que podia.

Mas ele nunca podia. Aos trinta e cinco anos, ele não tinha permissão de dormir fora de casa. Na verdade, ele não podia nem voltar depois das onze da noite.

O único dia da semana que Domênica e Petterson podiam passar juntos era o domingo, durante o dia. E, ainda assim, às vezes ele era chamado para alguma cirurgia e ia embora, alegre por ter que operar.

— Esse cara é doente! — Domênica falava, irritada por terem de novo perdido o único dia que se viam.

No Dia dos Namorados, ela não aguentou.

— Ou você passa a noite aqui comigo, ou eu termino.

Petterson ligou para a mãe, mentindo que precisava dar plantão no lugar de outro médico, de última hora. Foi a única vez em que ele fez isso.

Ela não podia negar que onze meses já tinham sido mais do que aguentaria. Nessa época, Petterson desenvolveu um mau hálito muito forte.

— O cheiro da sua boca mudou — ela tentou dizer, da melhor forma que achou. — Você deve estar com algum problema de estômago, que tal ver isso?

A mãe dele ficou irritadíssima quando soube o que ela havia dito. Era absurdo, ela falar que ele estava com mau hálito. Mas era fato, o cheiro podia ser sentido de longe. Depois de um tempo, Domênica não aguentou.

— Eu quero terminar — disse, por fim. — E eu não suporto seu hálito!

Petterson foi num Gastroenterologista e descobriu que realmente estava com uma bactéria no estômago, o que causava o mau cheiro. Em poucos dias, ele já estava pedindo para voltarem. Era óbvio que ela não terminara por causa do hálito. Não suportava mais o namoro, e tudo parecia ser motivo para ela suportar ainda menos.

— Ah, mas ele é tão bonzinho. E você já vai fazer trinta anos — ela ouviu de várias pessoas.

Uma das poucas amigas de Domênica era uma médica do Hospital Beneficência Portuguesa, Rebeca.

— Ele é uma boa pessoa, ele é legal. Você tem que voltar! O importante é que ele tem caráter. Você devia voltar.

Não havia ninguém que a apoiava a ficar sozinha. E com o tratamento do hálito que "o coitado fez só por você" (o que também ouviu muito), com as flores, os telefonemas e as declarações, ela resolveu voltar. Ela estava triste, pois não tinha outros vínculos ou amigos. E a família só sabia discursar que ela já tinha trinta anos e que ele era um bom homem. E ele, só sabia ligar, ligar, ligar.

— Ok, a gente volta — disse, por fim.

Na próxima vez que foi à casa dele, sua sogra olhou para ela e disse:

— Não sei onde ele pegou essa bactéria que deu mau hálito.

E a encarou por uns segundos.

Domênica já tinha aprendido a não tentar entender o que ela estava querendo dizer com aquilo.

Petterson escrevera um livro para concursos públicos, sobre Neurocirurgia. Ele ia mandar para a editora e resolveu colocar o nome no livro de: "Neném".

— Você ficou maluco? — disse Domênica. — Nem é sobre Pediatria, não tem nada a ver. Isso vai acabar com sua carreira!

— Mas é o nome que minha mãe me chama!

— O pessoal da UTI, da Neurocirurgia, as pessoas vão te perguntar o porquê do nome! Você vai falar pra sociedade médica que colocou esse nome porque sua mãe te chama de "Neném"?

Petterson não parecia ver o ridículo da situação. Pediu para que um dos médicos mais antigos do hospital em que trabalhavam, o Dr. Godói, fizesse o prefácio da obra.

Quando o médico viu o nome do livro, tentou justificá-lo, dizendo no prefácio que "neném" era o princípio de tudo, o início. Era a explicação que o médico achou para o nome, já que não sabia o real significado. A mãe de Petterson achou lindo.

— Não, você precisa trocar! — disse Domênica, inconformada.

Domênica deu uma ideia de nome que tinha a ver com a área dele e com a pesquisa científica em questão.

Depois de muita conversa, o livro foi às lojas com o nome sugerido por Domênica. A mãe dele detestou.

— Quem é você para fazer isso? O livro ia ter o nome dele! Como a família chama ele!

Ela ignorou. Salvou a reputação dele e não estava a fim de explicar para a *Mamãe* que *Neném* era ridículo.

Depois de alguns meses, Petterson chegou para ela e disse, sem pestanejar:

— Olha, eu pretendo me casar com você. Só que a gente tem que se casar com separação total de bens. Então a gente tem que fazer um pacto pré-nupcial e...

— Ãhn??? — disse ela, sem entender.

— Foi orientação do meu pai. Você sabe, ele é contador.

Ela ficou boquiaberta por mais tempo do que imaginou, porque ele acabou perguntando um "Tá tudo bem?" um pouco confuso. Aquilo era um pedido de casamento? Ou melhor, não era um pedido! Ele não estava pedindo nada, não havia sido feita nenhuma pergunta. Ele mencionara que queria se casar com ela como alguém que comenta que gostaria que fizesse sol no fim de semana. E falou sobre separação total de bens antes mesmo de mencionar por que gostaria de se casar com ela. Nada de uma mísera manifestação de sentimento. Parecia mais preocupado em "defender" o dinheiro dele de alguma coisa que ela nem sabia qual era.

— Nessas condições, eu não vou me casar com você, não!

Inicialmente, ele não se importou muito com essa resposta. Petterson tinha comprado um apartamento espaçoso e muito bonito atrás do Hospital S. C.. Ele trabalhara no Hospital havia um tempo e comprou o apartamento, mas deixou-o vazio enquanto morava com a mãe.

— Quando a gente casar, vamos morar lá — ele dizia.

Ele tinha todo um planejamento. De quarta-feira, eles iriam passar roupa. De quinta, lavar o banheiro.

E Domênica só conseguia ouvir aquilo, pasma. Ele já havia planejado a vida dela inteira. E ela não se lembrava de ter dado opinião alguma nesses planos.

Quando foi mostrar o apartamento para ela, ele apresentou o dormitório principal. E depois o quarto de hóspedes.

— Você acha que cabe uma cama de casal aqui?

— No quarto de hóspedes? — perguntou Domênica. — Pra quê?

— Ué, quando a gente se casar, minha mãe e meu pai vão vir morar com a gente.

Ela teve vontade de gritar. A mãe dele? Ela podia imaginar a sogra costurando casaquinhos de bebê para o filho de um metro e oitenta, sentada no sofá da sala do apartamento. Falando coisas do tipo "Não sei onde meu filho aprendeu a peidar fedido" e olhando para ela com ar inquisitorial. Gritando "NenééééM? O que você está fazendo, neném?" no meio de algum momento íntimo. Se é que ela ia deixar que dormissem no mesmo quarto! Enquanto isso, o pai iria comentar o quanto ele foi sábio em fazer um acordo pré-nupcial com total divisão de bens, toda vez que eles tivessem uma mínima discussão.

Ela não sabia se ria ou se chorava de desgosto. Era a imagem da vida mais infernal que ela poderia pensar em ter.

A história da família de Petterson era bizarra e problemática. A mãe se casou com o pai e, por algum motivo que Domênica nunca soube, ela nunca mais falou com ninguém da família dela. Após se casar com o pai de Petterson, era como se a mãe dele tivesse surgido do nada, pois ninguém falava sobre isso.

Eles tiveram uma menina, que colocaram o nome da mãe. Logo depois, tiveram Petterson, que tinha o mesmo nome do pai. Domênica não conhecera a irmã dele. Ela havia saído de casa assim que fez dezoito anos. Literalmente fugido. E Domênica poderia bem imaginar o porquê.

A relação entre mãe e filho era muito pior do que Domênica imaginava. Petterson tinha uma dependência doentia da mãe, e ela o tratava como se fosse um garoto, em todos os sentidos. A mãe entrava no banheiro enquanto o filho tomava banho, mesmo ele já tendo mais de trinta anos. Era ela quem escolhia a roupa que ele usaria, inclusive a cueca. E ela havia ensinado o filho a se masturbar.

— Como assim? — perguntou Domênica, incrédula, quando descobriu.

Ele contou que, na época da faculdade, uma amiga dele, por quem ele estava interessado, foi levar os livros que pegara emprestado e, quando ela foi embora, ele estava excitado.

— Quando ela me viu daquele jeito, ela me falou pra ir no banheiro esvaziar isso. E ela me ensinou.

Foi então que Domênica percebeu o quanto o psicológico do namorado era perturbado. Ele era virgem quando ela o conheceu, mesmo já tendo trinta e cinco anos. Mas o problema não era ser virgem, e sim ser totalmente traumatizado. Assim que o namoro começou, ele avisou que não aceitaria sexo oral de maneira alguma. Não era o tipo de coisa que se fala para uma namorada recente, com quem ainda não se tem intimidade. Ela devia ter desconfiado da sanidade sexual do namorado a partir daquele dia.

Depois de saber de tudo isso, ela só tinha vontade de ficar cada vez mais longe dele e da família dele. Mas a proposta que ele colocava na mesa era de casar e fazer parte daquilo.

Como ela não havia aceitado o "pedido" de casamento, Petterson achou que apelar seria uma boa ideia. Um pouco antes do Congresso de Psiquiatria que Domênica ia todos os anos, ele levou três fitas VHS ao apartamento dela.

– Quero que você assista isso aqui.

Eram três fitas pornôs. A primeira era "Mulheres Europeias", a segunda era "Brasileirinhas.com" e a terceira era uma fita de Zoofilia, com cenas de mulheres transando com cavalos e cachorros.

– Você tá vendo isso? – ele falou, sério. – É pra isso que você serve, se não estiver casada comigo.

— Como é?

Ela ficou enojada. Logo ela, que gostava tanto de animais! Aquilo era nojento, era repugnante.

—Você tem que agradecer por estar comigo – ele continuou. – Outro homem que você conhecer vai te tratar que nem as mulheres são tratadas nessas fitas. Então, você tem que ficar comigo.

Naquele dia, ela ficou feliz por ele ter que ir embora cedo.

Na área da Psiquiatria, havia congressos todos os anos. Petterson nunca tinha ido a nenhum dos congressos com ela. A mãe dele não deixava que viajassem juntos.

— Imagine, viajar gasta muito! – dizia a sogra.

Petterson tinha um ótimo salário como neurocirurgião, mas não poderia gastar com viagens. Além do mais, isso implicava em dormir várias noites fora de casa.

— A gente só vai viajar quando formos mais velhos – dizia ele. – Quando já estivermos mais tranquilos.

— Ou seja, quando estivermos com artrose e não pudermos andar pelos lugares que formos visitar! – ela respondia.

E o assunto mudava, pois não chegariam a um consenso. A mãe dele não deixava e ponto. Logo Domênica, que amava viajar! Ela sempre achava que a forma mais profunda, prática e divertida de se aprender algo era viajando. Estudar a Grécia Antiga não era nada perto de ver as construções da época. Ler um livro clássico europeu não era nada comparado a andar pelas ruas das quais o livro fala. Mas o seu magnífico namorado, noivo ou sabe--se lá o quê, precisava esperar ter rugas até para irem à cidade vizinha.

Sendo assim, ela foi ao Congresso de Psiquiatria sozinha, em Minas Gerais.

O Congresso foi muito legal, e Domênica viu várias palestras muito interessantes da sua área. Mas uma das coisas que mais influenciou em sua vida aconteceu fora das palestras. Domênica saiu com umas amigas residentes e bebeu mais do que o normal.

No meio da bebedeira, Domênica contou tudo o que ela não suportava no namorado. A proposta de casamento absurda que havia recebido. As fitas nojentas que ele mostrara, falando que ela viraria prostituta se não se casasse com ele. A ideia de morar com os sogros. Reclamou da vida sexual medíocre que tinha. Dos preconceitos dele. Vomitou em forma de protestos bêbados tudo o que estava entalado na garganta.

— Termina esse namoro! — alguém disse. Ela não se lembrava quem fora. *Foi o Rogerião, o amigo bissexual da turma?* Não lembrava. Deve ter sido mais de uma pessoa que disse.

— Pois é isso mesmo que vou fazer! Não dá! Não dá pra continuar – gritou, antes de dar mais uma golada.

A diferença é que essa decisão, ao contrário do efeito do álcool, não foi embora quando o dia clareou.

Petterson foi buscá-la no aeroporto, onde ela desembarcou de volta de Belo Horizonte. Assim que chegaram ao apartamento dela, Domênica não esperou nem mais um minuto.

— Quero terminar nosso namoro.

Ele não quis aceitar. Quando ela mostrou que estava decidida, ele fez um escândalo. Gritou, chorou, soluçava.

Depois de horas assim, Domênica disse que ele precisava ir embora. Ele foi. Mas as coisas não acabariam por ali.

Domênica se sentia perdida. Com quem ela ia conversar? Para quem contaria sua decisão? A mãe estava na chácara da família. Tentou ligar para a irmã.

— Eu tenho problemas demais pra te ouvir – foi o que escutou dela.

Ela voltou ao estágio de não ter amigos com quem falar. Mas isso, dessa vez, não mudaria sua decisão.

E Petterson começou a ligar. Ligava pra casa, pro celular, pro telefone da sala dela, no hospital. Mesmo trabalhando no mesmo hospital que ela, ele ligava para a sala dela.

Uns dias depois, ela recebeu um enorme buquê de flores. Mas, entre as flores do buquê, Domênica encontrou penas pretas de galinha-d'angola. Estranhou. *O que ele estava tentando fazer.*

Não foi o único. Domênica recebia flores praticamente todos os dias. Presentes. Ligações infinitas. Certo dia, ele foi bater à porta da casa dela.

— Se você quiser, a gente faz um cruzeiro!

— Que cruzeiro, o quê?! Agora você pode viajar? Não quero saber de cruzeiro. Nós terminamos. Tchau!

Era outubro de 2005 quando a perseguição começou. Ele não parava. Ligava vinte vezes ao dia. As flores continuavam. Um dia, quando ela não atendeu ao telefone de casa, recebeu uma mensagem no celular.

"Saia agora na sacada do prédio! Sai agora!"

E ela viu o carro dele rodando o quarteirão do prédio dela. Essa cena se repetia sempre que ela não atendia ao telefone. Ele mandava Domênica sair na sacada, e ela sabia que o carro dele estava rondando o quarteirão.

Domênica começou a ficar assustada. Eles trabalhavam nos mesmos hospitais, incluindo o Hospital Beneficência, onde Domênica conhecera a amiga Rebeca, uma das únicas pessoas com quem conversava.

Certo dia, Domênica havia parado o carro no estacionamento do hospital, para mais um dia de trabalho. Quando desceu e foi andar pelo estacionamento escuro, Petterson pulou de trás de uma das pilastras, com os olhos esbugalhados, vindo para cima dela.

— Me dá um abraço — dizia, com o olhar vazio e os braços abertos, tentando cercá-la.

Ela quase deu um berro de susto e saiu correndo até o elevador.

— Ele é louco — Rebeca afirmou quando Domênica contou.

No dia seguinte, Rebeca pôde presenciar a loucura de perto. Quando as duas estavam andando pelo corredor no hospital, indo almoçar, Petterson começou a segui-las. Ele olhava pra Domênica sem piscar e batia o celular na mão.

Tac, tac, tac.

O gesto parecia de uma pessoa que usaria o celular para bater em alguém. Como uma pessoa que bate um pedaço de pau na mão, antes de usar para espancar a outra. Ou um pai que bate o chinelo na mão, antes de castigar a filha. Ele continuou seguindo, sempre atrás delas. Aquele celular que ele batia já havia mandado várias mensagens para ela naquele mesmo dia.

Tac, tac, tac.

Assim que se viram livres dele, Rebeca sussurrou para ela:

— Olha, eu tive uma experiência, quando eu estava na escola. Teve um namoro que acabou. O cara não se conformou com o fim e matou a minha amiga! — ela estava assustada. — Eu acho que ele vai te matar! Você precisa ir à Delegacia da Mulher!

Inicialmente, ela achou a ideia um pouco drástica. Ele iria superar. Talvez só precisasse de mais tempo, e superaria.

Mas daí ela começou a receber e-mails.

"Você já está na decadência. Se você não casar comigo, não vai se casar com mais ninguém".

Domênica foi falar com o Dr. Godói, que era o chefe do hospital. O mesmo que havia escrito o prefácio do livro que quase fora publicado com o título de "Neném". Domênica explicou ao médico que ela havia terminado o namoro e que ele a estava perseguindo, mesmo dentro do hospital.

— Você tem que entender — disse o médico. — Ele está fazendo o doutorado dele, isso deve estar deixando-o estressado. E ele é praticamente um filho único, sempre teve tudo o que quis.

Domênica não sabia a quem ouvir. Só sabia que estava cansada de ver o vulto de Petterson passando do lado de fora da sua sala, com o olhar parado de um fantasma, fitando-a. Toda vez que a porta se abria para um paciente de Domênica entrar ou sair, ela o via passando. A secretária do hospital já estava apavorada.

Os e-mails continuavam.

"Hoje, eu sequelei o cérebro de um paciente por culpa sua".

"Hoje, atropelei um cachorro igual àquele seu, preto. E matei. Por culpa sua".

O terror estava instaurado.

Em um determinado dia, Petterson pegou o pai e a mãe dele e os colocou dentro do carro. Foram até a casa dos pais de Domênica, com o livro "Neurônio" na mão.

— Olha aqui, eu dediquei a você! – disse, na frente de todos. – Eu mudei o nome do livro por causa de você, e agora você não quer ficar comigo?

Todos olhavam, e Domênica não sabia o que fazer.

— Eu trouxe a minha mãe aqui para você falar pra ela por que você não quer ficar comigo!

— Eu não sei o que ele vê nessa daí! – falava a mãe dele, enquanto Zulmira tentava ajudar Domênica a manter a calma. Depois de muito escândalo, ele foi embora. E Domênica estava decidida a ir procurar ajuda.

Domênica conhecia os homens das histórias da família: os que traíam, os que bebiam, os que batiam. Petterson era um novo tipo para o combo: um mimado psicopata e manipulador. Ele instaurara um terror psicológico que só se comparava aos piores misóginos. Ele tentava convencê-la de que ela não tinha valor. De que, sem ele, ela não seria nada. Ele não tinha opinião própria, e não deixava que ela tivesse. E, no primeiro momento que ele não teve o que queria, começou a tornar a vida dela um inferno. Ela tinha medo, e era isso que ele queria. Queria convencê-la a ficar com ele através do medo. Como seria a vida ao lado de alguém assim?

Ela não queria sentir medo. E ela não queria acabar como as mulheres de sua família.

— Chega — falou para si mesma. — A era das mulheres da família que sofrem com relacionamentos abusivos acaba de terminar.

Petterson também notara as fraquezas da família de Domênica. Sendo assim, começou a assediar todos, inclusive sua irmã. Percebendo a fragilidade que Fabiana tinha em seus relacionamentos, Petterson se passava como o bom moço que queria fazer companhia para ela. Desconfiada de que eles estavam tendo contato, Domênica entrou no e-mail de Petterson. Ela mesma havia criado o e-mail para ele, por isso sabia a senha. Lá, ela viu que estava certa.

Ele estava jogando uma contra a outra. E Fabiana estava entrando no jogo dele.

Um dia, Domênica ficou muito revoltada, pois lera que a irmã iria se encontrar com Petterson na saída do Hospital da Beneficência.

— O cara tá me perseguindo! — disse ela à amiga, indignada. — E ela, ao invés de me apoiar, vai se encontrar com ele!

Ela sabia que não adiantava falar com a irmã. Ela era inacessível. Era impossível ter uma conversa particular ou séria com ela. Fabiana fugia, negava, fingia que não sabia do que se tratava. Por isso Domênica foi direto à fonte dominadora da irmã: seu pai.

— A Fabiana tá dando trela pro Petterson! Ela tá acreditando nos absurdos que ele fala! — disse para Fábio, que estava totalmente alheio à história.

Petterson falava para Fabiana que escutava as consultas de Domênica aos pacientes, pois na sala ao lado ele conseguia ouvir pelas paredes. Ele contou que Domênica orientou um paciente tabagista, com todas as informações que ele precisava para sair do vício, que eram coisas que Domênica poderia fazer pelo pai dela, e ela não fazia porque não queria.

Domênica ficou inconformada. O pai era tabagista havia anos, e o único motivo pelo qual ela não lhe dava orientações médicas e psiquiátricas era porque o pai não queria. Fábio nunca aceitara que ela desse orientações para ninguém.

Domênica tentava ajudar, falando sobre o estado psicológico do avô, em seus últimos meses, mas o pai nunca ouvia. Muitos médicos falavam exatamente a mesma coisa que Domênica, e só assim o pai escutava. Mas a filha, nunca.

E Petterson sabia disso. Ele sabia do impedimento que Fábio tinha de dar o braço a torcer paras orientações de Domênica. Sabia que, por isso, ela não dava instruções para o pai largar o vício. E sabia, também, que Fabiana tinha uma fissura enorme pelo pai, e seria facilmente convencida de que a culpa da omissão de Domênica era dela, e não de Fábio. Que a irmã, daquele jeito teimoso de sempre dela, não ajudava o pai porque não queria.

Domênica enviou o e-mail para o pai ler, para que ele tomasse providências. Fábio conversou com Fabiana, mas a irmã negou, o que Domênica sabia que faria.

Petterson estava brotando sementes de intriga em todos os lugares que podia. Até para Zulmira ele ligava. Enquanto tentava colocar Fabiana contra Domênica, continuava perseguindo, mandando flores e declarações de amor eterno para Domênica.

E então, ela decidiu. Domênica foi à Delegacia da Mulher da Vila Mariana. A delegada escutou a história dela, paciente.

— Olha, você fez bem em vir aqui. Já vi casos como esse. Mas como o assédio está acontecendo na região da Bela Vista, eu te recomendaria a ir à Delegacia da Mulher do Centro. Eu vou encaminhar seu processo para lá.

Já estavam em julho de 2006, e ela estava sendo perseguida havia nove meses.

Além de ir à Delegacia da Mulher, Domênica também resolveu protocolar os e-mails que recebia. Petterson mandava muitas mensagens dizendo que estava fazendo mal a pacientes, e tudo por culpa dela. E Domênica decidira que não ficaria mais quieta quanto a nada. Foi até o CRM, o Conselho Regional de Medicina da Cidade de São Paulo, e também denunciou sobre possíveis displicências médicas do ex-namorado.

O primeiro órgão que chamou Petterson foi a Delegacia da Mulher. Domênica já estava lá, e ele foi chamado para comparecer.

— A partir de hoje, o senhor deve permanecer a uma distância mínima de 250 metros de Domênica Metzer. Caso contrário, o senhor será preso – explicou a delegada.

Pouco tempo depois, Domênica foi chamada para ir ao CRM. Ela poderia mostrar todos os e-mails absurdos que recebera, mas foi o mais ética possível. Disse que tinha um colega que trabalhava com ela que estava com sérios problemas psiquiátricos e precisava de ajuda, com risco de prejudicar pacientes. Petterson respondeu a eles que Domênica o perseguia e tinha colocado hackers para pegar informações no computador dele. Domênica foi lá uma vez mais, para deixar claro que ela mesma havia entrado nos e-mails, pois sabia a senha.

— Fiz isso porque eu não poderia esperar que um órgão tão corporativista quanto o CRM começasse a investigar só depois de que algo sério acontecesse. Se vocês quiserem ler os e-mails, dá para ver que ele é uma pessoa totalmente transtornada. Eu não tenho mais como ajudar esse colega, a Delegacia da Mulher já me ajudou. Portanto, está na mão de vocês.

O caso acabou sendo arquivado, pois não havia muitas provas se Petterson realmente havia sequelado pacientes ou se foi apenas dito da boca para fora. Era fato que ele, como neurocirurgião, lidava com muita gente, abria a cabeça das pessoas e realizava muitos procedimentos delicados.

Apesar da acusação no CRM não ter dado em nada, essas atitudes deram um resultado ótimo na vida de Domênica: ele via que não se deixara intimidar. As frases de humilhação, a perseguição e todos os escândalos dele não tinham surtido o efeito que ele esperava. Petterson queria que a ex-namorada ficasse insegura, se sentisse subjugada ou inferior, e que isso a fizesse voltar para ele. No máximo, que ela se sentisse culpada por fazê-lo perder a cabeça, e aceitasse voltar. Ao contrário, ele se deparou com uma mulher que não tinha medo algum de colocá-lo na cadeia.

Domênica ficou muito grata pelo apoio que recebeu da Delegacia da Mulher. No dia seguinte à visita na Delegacia, ele sumiu. Nada de mensagens, telefonemas, perseguições ou e-mails. Uma serena e merecida paz.

Depois de uns meses, Domênica eventualmente entrava no e-mail de Petterson, para saber se aquela paz era real, e se o ex-namorado não estava planejando nenhuma vingança ou ataque.

Petterson não havia mudado a senha, que continuava sendo algo como "domenicaeuteamo".

Depois de ter sido intimado a não chegar mais perto de Domênica, Petterson também resolveu parar de assediar a irmã e a família dela. Mas se inscreveu em uma agência de matrimônio localizada nos Jardins, que promete apresentar o cliente a alguém que tenha o perfil que ele deseje, a fim de aproximar pessoas que queiram ter um relacionamento afetivo.

A agência pede que o cliente faça uma visita, onde falará sobre si e dirá o perfil de pessoa que quer conhecer.

Petterson havia enviado uma ficha com os dados da pessoa com quem ele queria casar, por e-mail.

Ele queria que fosse médica. Que tivesse cabelos castanho-claro e olhos castanhos. Que fosse alta, nem magra nem gorda. E que de preferência se chamasse Domênica.

Por fim, a agência achou uma moça com as características. Uma médica do Mato Grosso que trabalhava com Medicina do Trabalho. Ela e Petterson começaram a conversar pela internet e trocavam e-mails. Ele tentava convencê-la a ir para a área da Psiquiatria, de qualquer jeito. Afinal, ela precisava ser psiquiatra, para ser realmente parecida com quem ele queria. Domênica estava inconformada. Teve pena da moça.

O clone de Domênica veio, por fim, do Mato Grosso para São Paulo. Não havia ninguém que conhecesse Domênica que não achasse que a mulher era extremamente parecida com ela.

Petterson e o clone se casaram depois de dois meses de relacionamento.

O Dr. Godói faleceu, e Domênica resolveu sair do Hospital da Beneficência. Seria ótimo virar a página de vez e sair daquele lugar.

Começou a trabalhar no Instituto de Psiquiatria do Hospital das Clínicas.

Um dia, Domênica estava trabalhando quando percebeu que um moço estava olhando para o crachá dela.

Ela dava supervisão no Ambulatório de Interconsultas, auxiliando no trabalho dos residentes como médica responsável. Dos quatro residentes, Domênica supervisionava o trabalho de dois deles. Os dois atendiam os casos e mostravam para Domênica.

— Olha, o paciente está apresentando esses sintomas, e eu orientei a tomar esse medicamento — a residente mostrava o relatório.

Domênica avaliava e concordava ou não com o procedimento, escrevendo no prontuário: "Conduta tomada orientada pela Dra. Domênica Metzer". Isso servia para que, se houvesse algum problema, o residente pudesse provar que estava em aperfeiçoamento e que um médico mais experiente havia dado o aval do tratamento.

Domênica não conhecia os outros dois residentes que trabalhavam de segunda-feira, pois eles eram orientados por outro médico. Trabalhou dois anos com esses residentes e ficou muito amiga da menina que supervisionava, Giovana. Ouvia falar sobre o residente Bruno, da mesma turma de Giovana, mas não o conhecia.

Quando o grupo acabou o período de residência, um deles, Bruno, fora ao hospital buscar uns documentos. E era ele que estava, agora, olhando para ela.

O primeiro pensamento de Domênica foi *Ele deve ser gay*. Havia muitos homossexuais na área de psiquiatria, e Domênica já imaginara que o rapaz estava olhando para a blusa verde nova que ela estava usando. Por azar, a blusa estava desfiando, e ela não tinha nenhuma linha verde para consertar.

Ela foi até a secretária, onde o moço a olhava.

— Dulce, eu vou lá no setor de convênios — Domênica disse para a secretária. — Eu preciso pegar uns papéis de um paciente.

— Ah, eu também vou! — disse ele, mais do que depressa.

Domênica deu de ombros, e os dois foram até o setor. No caminho, eles conversaram e Domênica descobriu que ele era o residente que trabalhara de segunda. Ele havia terminado a residência agora, e ia começar a trabalhar como médico, em outro hospital.

— Vamos tomar um café? — convidou ele, após saírem do setor.

— Não, já é tarde. Eu já vou almoçar — respondeu Domênica.

— Ah, então eu vou almoçar, também.

Mas Domênica precisava comprar a bendita linha verde. Na loja de linhas, eles não aceitavam cartão. Apenas dinheiro. E Domênica não tinha dinheiro em espécie. Acabou que Bruno pagou o almoço e a linha verde para ela.

— Fique com o meu telefone — disse ela. — Pra eu poder te pagar, depois.

Era o último dia que Bruno ia ao Instituto, pois a residência havia acabado. Logo, o único jeito que Domênica encontrou de poder pagá-lo era dando o contato, pois não se veriam mais.

Ela não percebera o flerte do rapaz, e ficou achando que ele era gay até depois de ter dado o telefone. Suas suspeitam caíram quando ele começou a usar o telefone dela para mandar mensagens e tentar sair com ela.

Bruno estava com três candidatas a namorada. Havia saído com uma menina de Marília, mas ela não aceitou quando ele comentara que queria namorar sério. No momento, estava saindo com uma menina de Curitiba e mandando mensagens para Domênica.

Quando finalmente foram marcar de sair, Bruno disse:

— Será que poderíamos nos encontrar segunda? Porque no fim de semana vou na formatura de uma menina, em Curitiba.

— Claro – disse Domênica, já entendendo a situação. – Eu também tenho um compromisso no final de semana. É melhor, mesmo.

E isso foi suficiente para Bruno pensar nela durante o fim de semana inteiro.

Ela já tem compromisso..., pensou ele, *Tenho que resolver isso logo, senão não terei chance alguma!*

Assim, ele terminou com a menina de Curitiba. Ao voltar para São Paulo, eles finalmente se encontraram.

— Eu só quero saber o seguinte... — disse ele, logo que conseguiu. — Você quer namorar comigo, mesmo? Porque eu quero namorar.

O primeiro pensamento de Domênica foi *Qual é a desse cara?*. Mas respondeu que também buscava um relacionamento sério, e eles podiam ver no que dava.

No segundo encontro, ele estava com Domênica quando recebeu um telefonema da menina de Marília.

— Eu já estou namorando com outra pessoa — disse, frisando a palavra *namorando*. Domênica só escutava, na iminência da risada. — Pois é, você não quis namorar comigo e eu arrumei alguém que quer. Agora já estou namorando.

Bruno explicou que, desde o começo, ele queria uma namorada. Algo sério. E as meninas não pareciam querer isso. Domênica era cerca de três anos mais velha que ele. Conheceram-se em julho de 2006, um pouco antes de Domênica ser efetivamente chamada na Delegacia da Mulher para acabar com a perseguição de Petterson. Bruno a apoiou em tudo, e até ajudou a chamar o secretário do CRM para falar sobre os e-mails.

Depois de três meses de namoro, eles resolveram morar juntos.

Domênica ainda morava sozinha no apartamento do terreno da EKE, e Bruno morava num flat que o pai comprara para ele, na Consolação.

— A gente tem que morar junto — disse ele.

Domênica achou a ideia legal. O que ela pagava de transporte para ir até o trabalho todos os dias compensava alugar um apartamento mais próximo do trabalho, que ela pagaria colocando o dela para alugar. Bruno vendeu o flat e eles começaram a dividir o aluguel.

Nessa época, Domênica descobriu que Petterson ainda mandava mensagens para a irmã dela, dizendo que aquilo era um absurdo. Que ela estava pagando aluguel morando com um cara, enquanto ela poderia estar casada com ele e morar num apartamento maravilhoso. Domênica deu risada quando soube disso. Preferiria pagar mil aluguéis e controlar sua vida do que morar com alguém maluco como o ex-namorado. Mas deu de ombros.

Em outubro de 2006, Domênica e Bruno já estavam dividindo apartamento.

Alguns meses depois, soube que Petterson havia prestado concurso para trabalhar no Hospital das Clínicas. Apesar de estar quieto, ele ainda rondava por perto. Toda quinta-feira, Domênica via o ex-namorado, que dava plantão no mesmo dia que ela.

Em determinado dia, Bruno a acompanhava enquanto ela batia o ponto. E nesse mesmo momento Petterson estava lá, ao lado do relógio, olhando para ela.

— Ele é louco — constatou Bruno.

— O que ele não aceita é um não.

Domênica não sentia mais medo. Só pena. Mas garantiria sua segurança, de qualquer maneira. E o Neném estava, ele sim, na decadência.

Morar com Bruno foi uma experiência incrível. Domênica estava feliz, e tudo parecia estar dando muito certo. Mas um ano depois, ela ouviu algo que lhe deu a estranha sensação de *déjà-vu*.

— Que tal se a gente se casar com divisão total de bens?

Domênica não conseguia acreditar. Ela tinha tanto trabalho pra fazer tudo que queria, ser independente, nunca precisar do dinheiro de ninguém. Por que os seus namorados insistiam em querer se casar com divisão total de bens? Será que ela passava a imagem de ser uma pessoa interesseira?

Essa proposta acabou sendo um reforço para Domênica querer ser ainda mais independente. De certa forma, ela queria mostrar que não precisava usar o casamento para aumentar o número do saldo da sua conta.

Mas ela percebeu que o medo de Bruno vinha da separação dos pais dele. A mãe de Bruno era diagnosticada como bipolar[2].

Bruno contou para Domênica que ele e a irmã tiveram muitos problemas com a saúde e as atitudes da mãe. Ela pegava o dinheiro da pensão que recebia do pai de Bruno e gastava tudo, com coisas que eles nunca usariam. Ficavam sem dinheiro para a escola e a comida. O pai ficava alheio e não ajudava em mais nada.

— E se um dia eu ficar bipolar, como a minha mãe? — dizia Bruno, com medo. — E eu falir? Se a gente se casar normalmente e um dia eu entrar em mania e começar a gastar tudo, como a minha mãe faz, eu vou te ferrar. Eu não quero prejudicar você.

Domênica escutou aquilo, vendo pela primeira vez qual era a questão do namorado.

— Se a gente se casar com divisão de bens, eu me ferro sozinho.

---

2 Bipolaridade é o nome usado para um diagnóstico psiquiátrico chamado Transtorno Afetivo Bipolar, uma condição psiquiátrica relacionada ao humor. Ele é caracterizado pela mudança de comportamento, às vezes súbita, mas geralmente em períodos, variando entre depressivo e eufórico, este último também chamado de mania.

Domênica sabia que os estudos genéticos mostram que a bipolaridade é transmitida pelo DNA mitocondrial, que só recebemos da mãe. E na família de Bruno havia vários casos de bipolaridade. Das cinco tias que Bruno tinha, quatro eram bipolares.

Bruno e a irmã mais nova sofreram muito com a euforia da mãe. Sem se conformar com a separação do marido, ela começou a tomar remédios para emagrecer, achando que o problema era ela não ser magra. Tomava muitos remédios, e eles a deixavam ainda mais eufórica. Bruno teve que sair de casa aos dezessete anos, pois não conseguia mais morar lá. E, por ironia do destino, ele fez Psiquiatria e a irmã, Psicologia.

Um dia, Bruno trancou a mãe em casa para que ela não tivesse ataques de mania. Ela pulou para a casa do vizinho, mesmo estando muito acima do peso, pela janela. Convenceu o vizinho a pagar um chaveiro para abrir a casa. Quando Bruno chegou, ela tinha feito quilos e quilos de pamonha, e ainda cozinhava mais milho, extremamente eufórica.

Em outra situação, ele chegou em casa e a mãe tinha dado todos os móveis a estranhos da rua. Chegou a dar também o cachorro, e Bruno foi correndo atrás da kombi que havia pego o animal de estimação, gritando.

— Não, ela não sabe o que está fazendo! — disse, antes de recuperar o cãozinho.

A partir do momento que Domênica foi descobrindo essas histórias, foi descobrindo também os medos e receios do namorado. Foi descobrindo, inclusive, que uma família disfuncional não causa apenas mulheres dependentes de relacionamentos, mas homens também. Os homens que crescem em um ambiente assim podem ou começar a reproduzir as ações do pai (como Fábio fizera, traindo a mãe de Domênica e buscando sempre uma mulher insegura para estar ao lado dele) ou reproduzir a mesma carência, medo e solidão que uma mulher reproduziria.

Sendo assim, Domênica aceitou a proposta de se casar com divisão total de bens. O casamento aconteceu em dezembro de 2007.

Mas o fato ainda gera conflito.

Com a impressão de que seus namorados pediam divisão de bens pelo medo dela um dia depender do dinheiro deles, Domênica continuou se esforçando ao máximo para que isso jamais acontecesse.

Depois de cinco anos de casados, Bruno havia perdido muito dinheiro investindo na bolsa. Atualmente, Domênica tem e ganha mais do que ele. E ela não consegue não mencionar isso.

— Isso de se casar com divisão total de bens foi a melhor coisa que você fez pra mim, porque eu estou muito melhor do que você – diz ela, eventualmente.

Ela sabia que não deveria ferir o ego do marido dessa forma, mas, às vezes, ela perdia a mão ao precisar mostrar que ela ditava as próprias regras. Afinal, aquilo era novo para uma mulher de sua família.

Ela analisou a situação por vários dias. A sua, a da mãe, a da irmã, a da avó materna, a da avó paterna. Todas as mulheres de sua família, sem exceção, haviam submetido suas vidas a relacionamentos abusivos.

A avó materna, Margarida, casara-se com um alcoólatra que batera nela a vida inteira, que abusara de uma de suas filhas, que espancara e traumatizara os outros. Muitos de seus filhos haviam morrido por conta de terem tomado destinos tristes, devido à educação que tiveram. Os que sobraram eram tão assustados e dependentes de carinho que se relacionaram com pessoas igualmente abusivas, recriando cenários familiares. E a avó aguentara tudo. Até hoje, mesmo depois do marido morto, não abria a boca para falar mal dele. O odiava, mas não tinha direito de mostrar isso. Se é que realmente odiava. Domênica achava que, no fim das contas, Margarida amava Álvaro, pois aprendera a amar de maneira doentia.

A avó paterna Valéria passara a vida toda correndo e lutando para se casar com o avô. Depois, passara o casamento sendo traída. Foi humilhada, abandonada. Levou um soco no nariz por ter ido tirar satisfações. E depois de anos disso, quis o marido de volta em um leito de invalidez. Aceitou ser chamada e confundida com outra várias vezes.

A mãe carregou a dependência com ela. Tudo que o marido fazia era perfeito. Tudo era pra ele. O ciúme doentio só fazia com que ela se desequilibrasse sempre que achava que o marido estava dando suas escapadas. O relacionamento foi feito de brigas e gritos desde o começo. Ele a xingava de feia, de burra. Hoje, ainda moravam na mesma casa, mesmo ele tendo acabado com o casamento. Mas não pedia o divórcio. A mãe cuidava de tudo, mas não recebia mais nada de positivo em troca.

E sua irmã. Sempre aceitou tudo que o pai falara para ela. Sempre fez tudo que o pai mandara. A dependência dela nem havia saído do lar. Não podiam dizer que era dependente do marido, pois jamais deixara de ser dependente do pai para tornar-se dependente de outra pessoa. Amara muito um rapaz, na adolescência, mas os pais não aceitavam. Ele era mais novo, os pais dele eram divorciados, ele era pobre. Terminou o namoro por conta disso. Casou-se com um homem que ninguém tinha certeza se ela realmente amava, que a traiu durante muito tempo, sempre sendo perdoado. Acabou sendo abandonada e divorciando-se, e agora tinha apenas o filho como companhia.

E ela? O que ela, Domênica, iria fazer? O que iria deixar fazerem com ela? Ela já tinha aceitado muita coisa que não devia do namorado Felipe. Tinha se sujeitado a tentar voltar com ele, mesmo ele tendo traído sua confiança. E depois, namorara um louco. Agora, o que ela mais queria era fazer as coisas do jeito certo.

Domênica percebeu que ela havia se livrado de vez da tendência de dependência de relacionamentos da família quando se casou. Tomou a atitude que ela queria e impôs sua vontade numa situação, mesmo que isso supostamente colocasse o casamento em perigo.

Bruno começou dizendo que queria ir para a Itália. Ele tinha cidadania italiana e queria de todo jeito ir morar na Europa.

— Vamos migrar pra lá, e depois podemos ir pra qualquer país.

— Olha, eu não vou migrar pra lugar nenhum – respondeu Domênica, decidida. – Você pode ir. Se quiser ir, você é livre pra fazer o que quiser. Mas comigo não vai ser.

Domênica adorava viajar, mas migrar era outra história. Ela tinha acabado de consolidar sua vida. Ela já tinha os empregos que queria e os pacientes fixos de psiquiatria. Ela sabia que se fosse para outro país, perderia todos os clientes, e dificilmente conseguiria outros, se voltasse. Ela conseguia pacientes com a indicação de outros clientes. Quando o paciente perde a confiança no psiquiatra, acabou: ninguém mais indicaria o trabalho dela, se ela voltasse, com receio de que ela pudesse ir morar em outro país novamente e tivesse que abandonar de novo os pacientes. Isso, futuramente, foi o que causou a falta de dinheiro de Bruno.

Mas ele não parou de falar sobre a Itália. Fez curso de italiano com afinco, até que o professor de italiano faleceu e Bruno perdeu a vontade de estudar. Desistiu do país da pizza. Mas não da ideia de ir para a Europa.

Ela vai topar ir para a Alemanha!, pensou Bruno. *Ela tem origem alemã, pela família do pai.*

Falou a ideia para Domênica, e a resposta foi a mesma. Ela não ia. Mas ele insistiu que ela fizesse um curso de alemão com ele.

— Posso até fazer o curso de alemão com você, sim — disse ela, sorrindo. — Mas vou fazer pra aprender. Não vou migrar pra lugar nenhum.

De Lua de Mel, eles foram para a Alemanha. Ficaram um mês lá. Domênica estava a passeio, mas Bruno já tinha duas entrevistas para tentar trabalhar em Universidades.

Eles foram bem recebidos nas entrevistas, mas nenhuma das universidades entrou em contato com ele depois.

Quando voltaram, Bruno decidiu que iria para a Inglaterra, fazer o mestrado.

Antes da viajem à Alemanha, um mês antes de se casarem, Bruno e Domênica começaram a querer reformar o apartamento que moravam. Mas eles viviam de aluguel, e reformar seria jogar dinheiro fora. Sem contar que a proprietária poderia pedir o apartamento a qualquer hora. Decidiram, então, comprar algo juntos.

Encontraram um terreno na Sumaré, com apartamentos na planta. Domênica incentivou Bruno a ir ver com ela, pois o orçamento era mais fácil de comprar. Analisaram a planta e adoraram o apartamento. Cada um arcou com metade.

Um mês depois de comprar, eles se casaram. Então Bruno começou a querer vender o apartamento, para pegar o dinheiro e ir para a Inglaterra.

— Peraí, as coisas não são assim! — disse Domênica. — Você pode ir para a Inglaterra, se quiser. Mas eu fico aqui, e nem um centavo da minha parte do apartamento será gasto saindo daqui!

Bruno usou apenas o dinheiro que tinha, portanto. Mas foi sozinho fazer o mestrado em Londres.

Bruno havia se formado na Universidade de São Paulo, que tinha um convênio com a Universidade de Lisboa. Com a cidadania italiana, ele pegou o CRM em Portugal, que lhe daria o direito de trabalhar na Europa.

Domênica falou que o problema não era conseguir medicar em outro país. Achava que essa ânsia dele em sair do Brasil tinha origens psicológicas. Ele estava fugindo de alguma coisa. Bruno não conseguia dar valor para as coisas que tinha. Ele havia passado na melhor universidade na primeira vez que tinha tentado, assim como em todos os vestibulares que prestou. Tinha conseguido fazer a melhor residência. Ele não tinha frustração profissional. Na Europa, ele não seria visto como o melhor; ele desceria muitos degraus. Seria difícil demais para ele, na opinião dela.

E foi o que aconteceu. Depois de um ano, tempo necessário para Bruno terminar o mestrado na Inglaterra, ele voltou ao Brasil.

Durante esse ano, eles se viram quatro vezes. Com um intervalo de três meses, ela o visitou na Inglaterra. Três meses depois, ele a visitou no Brasil. As visitas foram feitas mais duas vezes, mas Domênica sentia que ele estava mais desesperado do que ela.

Todo mundo esperava que ela mudasse de ideia e fosse morar com ele, lá. Mas Domênica não mudou. Sem saber se o marido ia terminar o mestrado e ficar por lá, ou se voltaria, ela apenas seguiu o plano original que ela havia feito pra ela: ficaria no Brasil, com seu emprego, seus pacientes, e o apartamento que comprara. Tinha plena noção que qualquer outra mulher da família teria saído correndo para ir aonde quer que o marido fosse. Ela, não. Se o casamento acabasse, pelo menos ela teria a certeza de que não renunciou aos seus planos.

Domênica fez sozinha a mudança para o apartamento novo, pois ele foi entregue quando Bruno estava na Inglaterra. A mudança durou quatro noites. Colocava tudo dentro do carro Clio e tirava tudo sozinha quando chegava. Só chamou um carreto para levar a geladeira e o fogão. Domênica também foi sozinha atrás de financiamento. Estava tudo certo e do jeito que ela queria.

Zulmira ajudou muito na mudança da filha. Mas Domênica ficou chateada com a atitude do pai. Ele não apenas não ajudou em nada (apesar de elas precisarem de alguém mais forte para carregar as coisas), como também nunca foi ver o apartamento de Domênica, mesmo já fazendo cinco anos que ela vivia lá.

– É muito longe – dizia Fábio.

Um dia, porém, Domênica descobriu que o pai ia até a Rua Teodoro Sampaio, que ficava paralela à rua de seu apartamento, para encontrar uma mulher que conhecera na internet.

Domênica descobriu isso quando entrou no Facebook do pai, e viu uma mulher chamada Encarnação. Ficou curiosa. Seria um parente deles, com um nome estranho desses? A mulher não tinha nenhum conhecido dela nos amigos.

— Pai, quem é essa Encarnação?

Zulmira estava do lado quando Domênica perguntou. O pai desconversou e depois foi contar a ela. Encarnação era uma mulher que ele conheceu na internet e estavam tendo um relacionamento.

— É menos de cinco minutos a pé da minha casa! — disse Domênica, quando o pai contou onde ela morava. — E você nunca foi lá porque diz que é longe!

O pai deu de ombros e Domênica desistiu de esperar algo dele.

Antes de Bruno ir para a Inglaterra, Domênica e ele estavam fazendo um projeto de pesquisa sobre esquizofrenia. Na verdade, o projeto era o mestrado de um colega deles, Eric. Mas Eric ficou doente, com um câncer muito agressivo.

— Nossa, vamos ajudar o Eric? — propôs Bruno. — Vamos segurar o trabalho dele, com o orientador dele, até ele voltar a conseguir tocar o projeto?

Domênica aceitou a proposta. Mas, logo em seguida, Bruno conseguiu passar no mestrado na Inglaterra e foi embora do país. Eric continuou se tratando e, quando finalmente se recuperou, disse que não queria mais o projeto. Resultado: a pesquisa acabou ficando nas mãos de Domênica, que foi aceitando continuá-la até finalizar o mestrado sobre esquizofrenia.

Mas Bruno viu isso como uma afronta.

— Você começou a fazer o mestrado só pra ter motivo pra não me acompanhar na viagem da Inglaterra!

— Como assim? Foi você e o Eric que me deixaram com a bucha! Não tinha mais como eu desistir do projeto!

Bruno voltou para o Brasil depois de ter feito o mestrado. Domênica ainda está terminando esse sobre esquizofrenia, mas o marido ainda não encara o mestrado dela com bons olhos.

Ao perceber que ela era a única mulher da família a não ser dependente dos relacionamentos, Domênica chegou à conclusão de que foram as situações que passou que a deixaram fortalecida. Apesar de desde pequena questionar as coisas, o que a levou a pensar que sua independência era, talvez, um pouco inata, Domênica percebeu que sua criação por pouco não a fez fazer uma curva e cair na mesma condição que sua mãe, irmã e avós. Ela recebeu os mesmos estímulos para ser assustada, para achar que dependeria de um homem para ter sucesso, para ficar com medo de ficar sozinha.

Mas ao olhar para a sua história e a das mulheres que tinha perto de si, Domênica começou a ver tudo com um teor de análise.

Não adianta, pensou ela, *Quanto mais você permite, mais você perde*. Fazer tudo o que o outro quer, agradar sempre, concordar com a opinião do parceiro em tudo o que ele diz. As mulheres de sua família se anulavam.

E Domênica quase aprendeu a ser assim. Por um bom tempo ela também se anulou para ser "perfeita". Ser boa filha, boa aluna. Hoje, vendo a época de sua vida em que por pouco não ficou anoréxica, ela entendeu que só queria ser a mais bonita, a mais perfeita, a mais magra. Para que o pai a enxergasse. Mas nunca estava bom. Eram três mulheres tentando ter a aprovação de um homem: Zulmira tentando ter amor; Fabiana e Domênica tentando ter reconhecimento. A luta eterna que as "mulheres que amam demais" travam, sempre tentando agradar.

Na época do regime, ela se sentia invisível para o pai. Queria ser perfeita, aceita. E, de alguma forma, ela viu que era essa a destruição das mulheres da família. E desistiu. Até hoje, mesmo depois de formada e terminando o mestrado, o pai nunca achava que ela estava certa em nada, nem no que dizia respeito à sua área. O machismo estrutural dando a voz de especialista sempre a um homem, afinal.

Aprendera a não precisar da aprovação do pai. Percebeu que também não precisava de um namorado, muito menos um problemático. Percebeu que não precisava de alguém para sair de casa. E também não precisava seguir ou concordar com o marido e ir aonde ele queria. Se quisesse ir, iria por si. Se não quisesse, não iria. Isso não a fazia amá-lo menos.

Apesar de ter seguido esses caminhos conscientemente, Domênica sabia que essa conduta não poderia ser forçada. Senão, se transformaria numa mulher que só quer opinar contra tudo que o marido ou o pai fala. Não seria uma independência efetiva, mas, sim, uma dependência invertida, na qual a mulher se veria presa no ato de contestar e ir contra, com o único objetivo de não ser dependente. Ora, isso também seria uma maneira de ser controlada e de estar presa.

O caminho não era a revolta ou a contestação pura e simples. Era apenas a simples e também complicada análise de descobrir o que se quer. De fazer o que se tem vontade. Sem pensar apenas no que o outro quer, ou em como o outro reagiria a isso. Se o outro discordaria ou se amaria sua conduta.

– Ele tem que respeitar meu espaço, como eu respeito o dele – diz ela, sempre.

Conversar, chegar a um acordo, era o caminho. Fazer o que se tem vontade, mas também mostrando ao outro que isso o deixa livre para fazer o mesmo.

Uma das coisas que Zulmira mais tinha dificuldade de entender, no jeito de ser da filha, era a capacidade de Domênica de controlar seu ciúme. Ela, Zulmira, que já tinha tido tantos acessos de raiva, que já ameaçara o marido, que tinha a traição como o pior pesadelo. E que, no final, havia sido traída, de todas as maneiras possíveis. Domênica não tinha essa preocupação.

Quando Bruno fala que vai sair com os amigos, Domênica apenas manda um abraço para eles, e nem telefona para saber onde estão. Para Zulmira, essa atitude é incrível.

— Não passa pela sua cabeça que ele vai conhecer alguém? – ela perguntou.

— E de que adianta pensar isso? Ele também pode conhecer alguém no trabalho, dentro do ônibus... – Domênica respondeu, rindo. – Se ele achar alguém melhor do que eu, traga para eu conhecer!

Em um evento do hospital em que eles trabalhavam, um amigo homossexual de Bruno virou para ela, incrédulo.

— Só tem enfermeiras, nessa festa! – começou a sussurrar. – Olha quanta mulher! Você não fica com ciúme?

— Não. Só tem uma aqui que é do meu nível — respondeu Domênica. — E ela é conhecida minha, sei que não daria abertura para o Bruno.

E não era questão de prepotência. Domênica não achava que era a pessoa mais perfeita do mundo, mas tentava ser a mais perfeita para si mesma.

Bruno chegou a falar para Domênica que pensou em arrumar outra pessoa, na Inglaterra, e terminar com ela. Disse que tinha ficado muito irritado com o fato de ela não querer acompanhá-lo, e que por isso pensou em arrumar outra. E falou isso enquanto ainda estava lá.

— Tudo bem. Se você achar que alguma moça aí é melhor pra você... — foi a resposta de Domênica.

Era óbvio que se isso acontecesse, Domênica ficaria com raiva e muito triste. Afinal, amava o marido e estava realmente apaixonada por ele. Mas achava que essa relação de "eu amo, por isso tenho que sentir ciúme" era algo colocado nas pessoas por convenção. Na verdade, o contrário era o mais óbvio, não? Se você ama, você quer ver a pessoa livre para ter suas próprias escolhas, entre elas a possível escolha de preferir outro companheiro que não seja você. E isso não afetaria ou mudaria o orgulho ou amor que ela tinha por si mesma.

Mas Bruno não teve sucesso em encontrar ninguém que ele realmente gostasse. Além do mais, o lugar onde ele estava morando era uma residência estudantil, onde a maioria dos moradores eram estudantes de graduação. Por mais que estivesse cercado de garotas lindas, Bruno perdia o interesse assim que tentava conversar com elas. A imaturidade nunca lhe pareceu atraente.

Hoje, aos 36 anos, Domênica achava interessante como as coisas aconteciam. Incentivou e acompanhou a mãe a procurar um grupo de apoio para dependentes de relacionamentos, o MADA – Mulheres que Amam Demais Anônimas.

A mãe tinha que reaprender, se é que um dia aprendeu, a gostar de si mesma. Para a avó, que já estava doente e não saía da cama, era meio tarde para recuperar toda uma vida perdida atrás de um homem. Mas não para a mãe.

Acompanhou Zulmira nas primeiras reuniões do grupo e, novamente por ironia do destino, Domênica encontrou lá uma antiga colega de escola. Uma moça que estudara com ela no ensino fundamental. Na época do ginásio, quando estava na sétima série, Domênica via essa colega como uma menina hiperindependente, que tinha os garotos aos seus pés. Parecia supersegura, com seus cabelos longos e seu ar poderoso. E agora Domênica reencontrava a colega num grupo de apoio para mulheres dependentes de relacionamentos, com um ar cansado, triste e chorando por se sentir dependente e controlada pela namorada, uma outra mulher que não sabia se queria ou não assumir um relacionamento homossexual.

Domênica percebeu que qualquer pessoa pode ser ou se tornar dependente. Lembrou da época em que era ciumenta com o primeiro namorado, Felipe. Lembrou do quanto foi insegura. E se perguntou em que momento do caminho ela seguiu outro rumo.

O avô de Domênica, Luís, abandonou sua avó e a deixou numa situação muito ruim. E seu pai fez exatamente o mesmo com sua mãe, bem na época que Domênica aceitou se casar com Bruno. A avó foi traída, a mãe foi traída, a irmã foi traída, e as três sofreram e imploraram para não terem seus casamentos arruinados. E de nada adiantou. A situação se repetia. Apesar de já ter começado a avaliar as situações das mulheres de sua família muitos anos antes, Domênica achava que tinha sido aí, então, que tivera o "click" final para mudar suas atitudes.

— Se eu continuar assim, se eu for como elas, vai acontecer a mesma coisa comigo — falou ela, para si mesma. — Eu tenho que gostar de mim, cuidar de mim. Se ele for achar alguém melhor do que eu, ele vai achar e pronto. Isso pode acontecer com ele, assim como pode acontecer comigo.

Contou suas conclusões à mãe.

— Por isso que eu não vou encanar com nada. Ele tem que gostar de mim do jeito que eu sou, sem eu mudar ou tentar agradar em nada. E eu também não vou perder nenhuma oportunidade na vida.

— Mas você não tem medo? — questionou Zulmira. — De ele fazer o mesmo que seu pai, e te largar quando você estiver velha? Eu quero estar morta no dia que isso acontecer com você. Eu não quero ver você passando pelo que eu passo!

— Você ainda não percebeu que eu não vou passar pelo que você passa? Pelo menos não da mesma maneira. Porque você não esperava isso. E eu espero qualquer coisa! — ela riu com a expressão da mãe. — Eu espero qualquer coisa, porque as pessoas são muito imperfeitas. Ele é imperfeito, eu sou imperfeita. Alguém vai errar! Se ninguém errar, é lucro.

Domênica comentou com Zulmira que, em toda a família, nenhum casamento havia dado certo. Todos eram divorciados. Os tios paternos, os tios maternos, os primos, a irmã dela. O único casal que continuava junto era um casal de lésbicas, uma delas prima de seu pai. Elas estavam há trinta anos juntas. E era, também, o único casal que não era visto como casal pela família. "Elas são amigas", era o que Domênica ouvia da família preconceituosa.

Se o casamento de Domênica acabasse, ela tentaria tomar a atitude mais madura possível. Não poderia dizer que não sofreria, mas sabia que não tomaria, ou pelo menos tentaria não tomar, nenhuma atitude de humilhação que as outras mulheres da família tinham tido. Tinha esse ideal fixo nela.

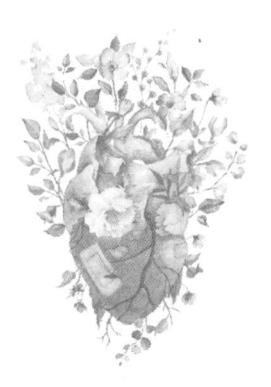

Fernanda

Quando cheguei ao prédio do apartamento de Domênica, fiquei impressionada. Era um prédio lindo, com portões majestosos. O saguão onde esperei o elevador tinha flores e espelhos de muito bom gosto. Quando entrei no apartamento, fui recebida por uma elétrica cachorra salsichinha malhada, que queria deixar claro ao mundo que uma estranha entrava na casa dela. Seu latidinho agudo mal me deixou ouvir as palavras de recepção de Domênica e Zulmira. Os gatos foram mais amistosos e se permitiram cheirar minha mão de um jeito curioso.

Domênica e Zulmira me receberam de forma muito simpática, na sala linda com mesas de estilo colonial. Eu as visitaria tantas vezes nos últimos meses que a salsichinha até acabaria indo com a minha cara.

O jeito de Domênica falar, suas observações e ideias eram muito diferentes das mulheres que eu entrevistara até agora. Depois de uma longa conversa, o marido de Domênica chegou, no que eu dei uma pausa no gravador.

Logo depois dos cumprimentos, Domênica já foi falando, de um jeito que não era rude, mas que também não deixava de ser decidido:

— Sai daqui que estou dando uma entrevista! — disse ela, sorrindo.

O marido fez um muxoxo e ficou trancado no quarto, enquanto a minha expressão de espanto deixava claro que eu nunca imaginaria as outras mulheres da família dela falando com seus maridos nesse tom.

— Eu te falei — disse Zulmira. — Ela põe o pau na mesa.

Minha risada foi mais do que de diversão, mas também de identificação. Eu sempre fico feliz vendo mulheres sendo elas mesmas. Domênica tinha algo de muito interessante, que a meu ver deixa a mulher bonita, sem ela precisar estar toda enfeitada: a segurança. A certeza de que o homem está ao lado dela porque ele quer, não por conta de ameaças, de perseguições, de piedade ou de favores. E se um dia ele não quiser mais estar, será uma pena, mas é opção dele. Isso não mudaria o que ela é.

Saí de lá com uma sensação deliciosa de que ser livre era, basicamente, isso.

Ao mesmo tempo, as impressões que eu tive de Valéria e Zulmira foram bem diferentes. Valéria era uma velhinha tão doce que mais parecia uma criança, e quase não me contou nada de ruim sobre sua história. Ela quis, como pôde, contar um conto de fadas sobre como tinha sido sua vida. Eu percebi que seu relato não batia nem um pouco com o que ela escrevera há cerca de 25 anos atrás, num caderno que me dera para ler. Valéria fizera uma espécie de desabafo, numa época que estava separada de Luís. E o que escrevera não era nada suave como o que agora ela me contava.

Fui coletando a narrativa pelo relato de pessoas próximas a ela, com o cuidado de sempre captar apenas as informações que coincidiam. Contar sobre a vida de alguém foi uma das experiências mais trabalhosas que já tive. Isso porque a vida de uma pessoa não é quadradinha e simples como personagens de livros fictícios: elas possuem mil detalhes, os quais seriam impossíveis citar, a não ser que o objetivo fosse escrever um livro maior que *O Conde de Monte Cristo*.

É possível que uma inverdade ou outra tenha passado, já que eu foquei basicamente na opinião e visão das mulheres. Mas o que acalma meu espírito é que esse livro tem exatamente como objetivo contar experiências e histórias sobre a visão que essas mulheres tiveram de suas vidas.

Já Zulmira era um caso ainda mais desconcertante. Ela tinha uma expressão de inocência e ao mesmo tempo de diversão. Ria e fazia piada, mesmo sobre os assuntos mais terríveis. Eu tinha a impressão de que ela já sofrera tanto que era capaz de falar sobre qualquer coisa sem se surpreender com assunto algum. Ela era inteligente e, ao mesmo tempo, enrolada. Era simples, mas me surpreendia parando no meio de uma estação de metrô para tocar música erudita num piano.

O que Valéria teve de reservada, Zulmira teve de aberta: ela me contou tudo sobre sua vida. Coisas extremamente pessoais, que eu nem ao menos precisava me dar ao constrangimento de perguntar. Mas devo admitir que sua capacidade de começar em um assunto e terminar em outro fez dela a personagem mais difícil de relatar deste livro.

Ela costumava achar absurdo eu pegar conduções e ir sozinha para todos os lugares onde marcávamos entrevistas. No fim de um ano, eu sentia que Zulmira tinha, por mim, um carinho maternal que eu fiquei muito lisonjeada em receber, apesar de sempre achar graça com sua preocupação.

O termo "MADA" foi criado a partir do título traduzido de um livro da psicóloga e terapeuta familiar americana Robin Norwood, chamado *Mulheres que Amam*

Demais.[3] No livro, Robin estuda e fala sobre todos os aspectos psicológicos da formação mental de uma mulher dependente de relacionamentos.

A obra gerou a criação de um grupo de apoio para essas mulheres, no mesmo esqueleto dos Alcoólicos Anônimos – AA, no qual a mulher dependente pode se encontrar com outras que sofrem com o mesmo problema e contar sobre suas experiências, ouvir outros relatos e tentar, através de um programa, recuperar-se de seu vício por pessoas. A seguir, utilizarei a palavra "MADAS" para se referir a essas mulheres, a fim de explicar um pouco mais sobre o que aprendi sobre esse vício que afetava Margarida, Valéria, Zulmira, e que por pouco não afetou Domênica.

Tudo começa com uma família desestruturada. As MADAS são, em sua origem, mulheres que passaram por situações de codependência, na qual geralmente um dos pais, irmãos ou marido é alcoólatra ou apresenta caráter egoísta e/ou violento.

A mente funciona como qualquer parte física do nosso corpo. Algo extraordinário no funcionamento humano é a

---

3 O livro original de Robin Norwood intitula-se *Women who love too much*, publicado em Nova York pela Pocket Books em 1985. A versão consultada foi traduzida por Cristiane Margarida Ribeiro, São Paulo: Siciliano, 1998.

habilidade, biológica ou instintiva, de sobrevivência. O corpo quer se manter vivo e são. Se um homem precisa da força para sobreviver, seus músculos se desenvolvem. Esse desenvolvimento é baseado em verdadeiros "machucados" no músculo. Se um lutador leva muitos socos no nariz, chegará um momento que o nariz permanecerá quebrado, para não feri-lo mais. Um lutador marcial dá chutes em madeira, com as canelas, simplesmente para calejar a área, que se "acostumará" a receber as pancadas, e passará a não sentir mais dor.

O corpo parece achar meios e alternativas para aguentar os golpes, cessar a sensação de dor "desnecessária", aquela dor que o corpo entende que não o matará. A dor em si funciona, basicamente, para avisar um ser vivo que ele precisa parar de fazer aquilo, ou pode morrer. No caso de dores constantes e repetitivas que não causam óbito, o corpo entende que aquilo não vai causar o fim da vida. Mas a morte pode acontecer por estresse, caso ele continue a sentir aquela dor, aquele "aviso", desnecessariamente. Nesse caso, é melhor não sentir, pois ficaria impossível continuar vivendo com ela. E o corpo quer viver.

A mente funciona do mesmo jeito. Ela acha caminhos e artimanhas para continuar funcionando o mais saudavelmente possível. Segundo Norwood, a negação é uma das ferramentas mais usadas por mulheres que amam demais. Na infância, elas negam que aquilo acontece com elas. Elas negam, até que elas mesmas consigam acreditar que a violência física, moral ou sexual não acontece. Porque se a mente dessa criança realmente tivesse que lidar com aqueles problemas, ela ruiria e morreria. Enlouqueceria, no mínimo. Então a criança aprende a acreditar na negação. Todos os acontecimentos horríveis são negados, e ela se explica dizendo que é a doença ou vício do pai que o faz agir daquela forma, que ele não tem culpa, que aquilo não é tão grave quanto realmente é.

Essa "proteção" da mente, porém, é uma faca de dois gumes. Pode ajudar a manter a sanidade, mas não há meios de "tirar" essa proteção quando não se precisa mais dela, assim como uma perna calejada não voltará a ter a mesma sensibilidade de antes. Por isso, no futuro, essa criança, que aprendeu a negar tudo, continuará negando. Será um adulto que terá dificuldade em ver o que os outros fazem a ele. Será a esposa que nega que o marido a trai, que nega que apanha, que nega que é humilhada. E, mesmo com as coisas acontecendo na frente dela, ela achará uma desculpa para crer que a situação vai mudar.

Uma coisa que achei muito interessante é o perfil da MADA. Tem-se a ideia de que a mulher independente é aquela que consegue fazer tudo sozinha, quando o que eu reparei falando com as mulheres é exatamente o contrário. As mulheres que mais apresentavam dependência de relacionamentos sabiam fazer absolutamente tudo, não delegam nada. Zulmira aprendeu a cozinhar, costurar, consertar carro, lavar roupa com soda, trabalhar como pedreiro. É uma mulher que consegue se virar em qualquer situação. Mas não consegue sair na rua sem sentir medo.

O motivo para saber fazer tudo isso é o básico e comum de todas as mulheres dependentes de relacionamento: não saber dizer "não". Assim, elas aprendem e fazem tudo que pedem a elas, mas não aprendem a se sentirem bem sozinhas.

O principal "sintoma" das MADAS é, geralmente, querer ser prestativa e ajudar todos. Ela pode até ser capaz de consertar o carro do marido ou levantar uma parede. Fazer mil malabarismos, ser a Mulher-Maravilha, porque quem sabe assim ela pode ser amada. Percebem o quanto essa valorização da "supermulher" pode ser extremamente prejudicial? Mas o mais irônico é que, por trás do gesto de querer agradar e ajudar, existe uma ânsia de poder muito grande. São meninas que, quando crianças, tiveram grandes responsabilidades cedo demais (como Valéria), apanharam muito (como Zulmira), ou até sofreram abusos sexuais. Todas essas situações colocam a criança numa posição de submissão. Ela se sente manipulada e subjugada, quer seja pela responsabilidade que tem, quer seja por uma pessoa. Isso faz crescer um desejo de, no futuro, querer superar esse trauma de falta de poder, de atenção e carinho.

A mulher MADA adulta vai procurar relacionamentos nos quais ela se sinta necessária, para suprir essa sensação de rejeição. Ela acaba buscando justamente pessoas parecidas com as quais ela tinha na infância (violentas ou que abusem de sua ajuda) para reviver essas situações, na esperança de superá-las.

É estranho, mas ser prestativa gera uma sensação de poder: sou boazinha, e assim eu obrigo as pessoas a precisarem de mim, a me amarem por culpa ou necessidade, e isso vai mantê-las por perto. Elas sentem que tudo que elas têm a oferecer é a capacidade de serem boas e de ajudar. Por isso, essas mulheres procuram parceiros que precisem delas: alcoólatras que elas precisem salvar, viciados, homens violentos, qualquer pessoa que tenha um problema grande o suficiente para elas sentirem que podem ajudar e, ajudando, sentirem o poder que têm na relação, conseguir manter a pessoa e se sentir necessária. E isso é, basicamente, uma forma de manipulação.

No livro *Mulheres que Amam Demais*, vi diversos casos em que a fonte do amor era claramente o poder e o controle que uma ajuda representa. Em um dos casos, uma enfermeira se casa com um homem muito obeso e toma o fato de ele precisar emagrecer como objetivo principal da vida dela. A relação se baseia nas ordens dela, nas lamúrias sobre como queria vê-lo saudável, no poder que ela tinha sobre o que ele comia. Quando o marido finalmente resolveu emagrecer por conta própria (começou a fazer academia, a correr, a jogar bola, a se recuperar sozinho) e finalmente emagreceu, a esposa disse que ele não era mais o mesmo e terminou o relacionamento. A fonte da necessidade dela havia acabado, assim como seu meio de controlar o marido.

Por isso, os relacionamentos dessas mulheres têm alguns caminhos em comum: ou o homem acaba se ajudando e saindo do problema, tornando-se uma pessoa saudável (ou seja, perde o atrativo que tinha para a mulher), ou ele nunca se cura, fazendo a mulher rodeá-lo ainda mais. Porém, a maioria dos "problemas" desses homens impede que eles tenham uma ligação verdadeira com a mulher. Muitas vezes o alcoólatra, o viciado ou o homem que trai acaba simplesmente abandonando a mulher, fazendo com que ela o queira ainda mais, ou usando-a apenas para suas necessidades, enquanto prioriza sua vida na sua paixão (a bebida, a droga, ou outras mulheres).

O sofrimento que isso causa na mulher que ama demais é óbvio. Mas é um sofrimento familiar. O ser humano sempre busca o que lhe é familiar, por mais dolorido que isso seja. O familiar é o caminho seguro: você conhece a situação. O desconhecido, o diferente, isso, sim, assusta. Essas mulheres foram acostumadas, desde muito pequenas, a ver os pais traindo as mães, a ver os pais batendo nas mães e nelas mesmas, a ver diversos outros tipos de violência. Ou a ver a mãe fazendo tudo enquanto o pai tomava cerveja.

Logo, na fase adulta, ser agredida ou controlada pelo marido é, na verdade, o protocolo conhecido. É o conforto do familiar, pois elas estão acostumadas com a dor. É a maneira de reviverem o que já conhecem. Um relacionamento no qual elas não tivessem essa dor poderia até ser considerado tedioso.

Com isso, entramos naquele ditado horrendo de que "Mulher de malandro gosta de apanhar". Apesar do teor machista horrível dessa frase, é psicologicamente provado que essas mulheres encontram uma dificuldade imensa para saírem de situações de dor, e muitas preferem continuar com o marido que as maltrata, justamente por ser o universo que ela conhece. E a culpa não é delas, e sim do sistema no qual elas foram criadas.

A adrenalina de um relacionamento perturbado é viciante. É como um esportista radical que gosta de escalar montanhas, descer rios em barcos, ou acelerar a moto até o último número do painel. Que graça teria dar um sossegado passeio de bicicleta num parque? Que graça teria ter um namorado ou marido que fosse bonzinho?

Isso acontece porque a MADA sente que o homem bom não precisa dela, isso quando ela encontra um. Ele será bom, com ou sem ela. E a mulher que ama demais tem dificuldade de enxergar o indivíduo como ser independente, pois nunca deixaram que ela se sentisse um ser completo. Ela foi sempre humilhada ou posta em situações que a faziam se sentir uma metade. Por isso, vai buscar homens que também sejam metades, que sejam "quebrados," pois só assim eles vão precisar da companhia delas para que os conserte.

Não é apenas a educação e todos os sofrimentos da infância que causam isso numa mulher. Nossa própria cultura, baseada no pensamento cristão, passa a mensagem de que não somos dignos, que somos imperfeitos. E o perfeito é aquele que é bom, que dá a outra face, que ama o próximo independentemente do que esse próximo fez a você. É o que se deixa crucificar. Por essa ótica, as MADAS deveriam ser o perfeito exemplo de elevação espiritual.

Elas se sentem mais evoluídas que os outros? Sim. Tanto que querem conseguir mudar todo mundo. Muitas dessas mulheres acham que apenas o que elas fazem é perfeito, e criticam qualquer pessoa que tente fazer algo de um jeito diferente (vê-se a relação entre Valéria e Zulmira com relação à arrumação da casa). O estranho é que elas mesmas não se sentem poderosas para nada. Mas, ao mesmo tempo, sentem-se onipotentes (explicarei sobre a onipotência, mais tarde).

É uma dualidade muito incrível.

Juntamente com nossa filosofia cristã, temos a imposição da sociedade. Os contos de fadas, as histórias de amor, a maioria das novelas mostram sempre o mesmo estereótipo: mulheres boas, meigas, que lutam com a força de seus corações puros para conseguirem seus príncipes, no final. Robin Norwood fala do "Complexo da Bela e a Fera": se a mulher amar o homem com todo o seu coração, o monstro pode se transformar em um príncipe. As revistas femininas estão lotadas de artigos do gênero "Como mudar seu homem", "Dez passos para ajudar seu marido a se tornar o cavalheiro que você quer", ou "Como ser a namorada perfeita". O contrário jamais acontece. Eu, pelo menos, não consigo imaginar uma matéria numa revista masculina com o título: "Ajude sua mulher a ser uma princesa através de seu carinho".

Quando Zulmira me explicava o papel de uma mulher na família, eu conseguia perceber a visão que ela tinha de que ela (e todas as mulheres) tinham que ser perfeitas, no casamento. A busca pela perfeição, a necessidade de ser sempre boa e certa, de se mostrar necessária, é o que motiva as MADAS. Zulmira queria preservar "a família", como se essa fosse uma instituição que toda mulher devesse manter a qualquer custo. Não cabe ao homem ser fiel ou maduro dentro do casamento. Cabe à mulher ser fiel, aguentando qualquer defeito ou dificuldade dos outros membros, a fim de preservar a instituição da família.

Esse pensamento não poderia ser mais machista. Tentei perguntar a ela se as filhas não teriam tido uma vida boa, com pais divorciados. Afinal, elas não conviveriam com as brigas, e teriam uma mãe que colocou, acima de tudo, sua própria vida. Afinal, uma mãe feliz consigo mesma vai dar exemplo às suas filhas. Tentei mostrar que a responsabilidade de uma família deve ser plenamente equilibrada entre todos os membros dela, e não apenas uma missão feminina. Zulmira ficou incomodada e nervosa. Mudou o assunto, dizendo que o marido não queria se divorciar, e ela jamais ficaria livre.

A verdade era que não ser a total responsável pela família a fazia perder o sentido que ela tinha de si mesma, como a geradora de afeto e a estrutura do lar. A fazia ser menos importante para seus próprios olhos. Por isso, era melhor sofrer do que perder a identidade que aprendera a ter.

A dependência de relacionamentos e o grau de submissão não são próprios do gênero feminino. Mas é verdade que, devido ao machismo estrutural, a maior parte dos dependentes de relacionamentos são mulheres. Isso se dá pelo fato da mulher, até pouco tempo, só ser vista como geradora. O trabalho feminino era camuflado em "ajuda para a economia da casa": elas costuravam, elas serviam ou trabalhavam fora para "ajudar" o marido.

O lado que é, na verdade, biológico (o fato de cuidar, amamentar e ser mãe) era definido como o único lado da mulher. Ela era incentivada a ser apenas isso: a que ampara, a que cuida.

Nesse papel, podemos entender que uma mulher não era vista em sua individualidade. Ela deixava de ser filha para ser esposa. Deixava de ser esposa para ser mãe. A possibilidade de sair desse esquema era inconcebível.

Foi nítido em Zulmira que o casamento era sinônimo de salvação. Um marido era a única ficha na qual ela podia apostar para se salvar de um lar totalmente desajustado.

Ver o marido como salvação e apostar nele toda a sua felicidade cria um clima pesado demais para qualquer vínculo matrimonial, não que isso seja o único motivo do relacionamento não ser saudável.

Quanto mais eu ia às reuniões de MADA e mais lia sobre o assunto, mais ficava claro que o laço amoroso é fraco demais para suportar idealizações tão profundas quanto as que essas mulheres carregavam. Zulmira afirmou, com todas as palavras, que buscava no casamento o carinho maternal, paternal, familiar e amoroso. Todo o carinho que nunca teve. Essa falta, que abalou a autoestima dela, também sobrecarregou o sentimento do marido.

Zulmira estava tão desesperada em manter o amor de Fábio, que era sua salvação, que desenvolveu desde cedo um ciúme e um controle gigantescos. O medo de perder a pessoa é muito grande. Isso também tem origens históricas, já que há pouco tempo casar era a única salvação de uma mulher para ter o mínimo de amparo social.

Robin Norwood explica que uma das principais origens da dependência de relacionamentos se dá na infância, pelo motivo da criança ter de assumir responsabilidades de adulto cedo demais. A meu ver, esse foi o motivo de Valéria, no futuro, ter se tornado dependente de Luís, aguentado toda a história com a amante, aparecendo para cuidar dele sempre que ele precisasse.

Robin explica que quando uma criança é forçada a desempenhar um papel de adulto e assumir responsabilidades de casa, ela cresce aprendendo a negar suas necessidades para satisfazer as necessidades de outros membros da família.

Valéria cuidava dos afazeres de casa, dos irmãos e do pai doente desde os onze anos de idade, pois a mãe estava trabalhando o dia todo. Ela aprendeu, cedo demais, como cuidar de qualquer pessoa, menos dela mesma. Cresceu com a ideia de que ela precisava ajudar, cada vez mais, e só assim receberia o amor como recompensa.

Robin cita a experiência de uma mulher que teve que assumir o papel de dona de casa e que depois acabou desenvolvendo um casamento destrutivo no qual o marido a traía. E ela sempre se achava a culpada pela traição dele, e não o abandonava nunca. Achei que a história tinha pontos em comum demais com a vida de Valéria. As únicas coisas que Valéria falava sobre o marido eram frases de "Ele era um bom homem", "Era um bom marido". E essas frases não combinavam com os relatos da própria Valéria ou com as histórias que Zulmira contou sobre a família.

Para mulheres que cresceram em lares nos quais a carga emocional é pesada demais, o que parece ruim e o que parece bom confundem-se constantemente e tornam-se uma coisa só. Os esforços para manter a casa eram recompensados pela sensação de que a família dependia dela, de que ela era essencial ali, e, por isso, querida.

Mas, na verdade, é ela que se torna dependente da necessidade de ser necessária. Fazer a comida, lavar a roupa, cuidar do pai e dos irmãos não dava tempo a Valéria de pensar nas suas próprias necessidades: a falta de carinho, de apoio, a vontade de brincar ou estudar. Se, quando adulta, ela não tivesse uma crise para enfrentar, pessoas para cuidar ou um casamento para manter, sua mente seria tomada por todas as necessidades e os medos que ela nunca enfrentou. Encontrar um marido para quem ela precisasse fazer tudo, além de manter o título de boa e prestativa era o único caminho para continuar fazendo o que ela sempre fizera e não enfrentar seus próprios fantasmas. Por incrível que pareça, era mais fácil e menos doloroso aceitar todas as traições e as humilhações do marido do que se divorciar e viver a própria vida. Porque a própria vida e os próprios pensamentos eram amedrontadores demais: envolviam a dor e a carência de toda uma vida.

Além do mais, seu senso de valia era o que a fazia sentir-se bem como pessoa. Era como se o martírio tivesse se tornado parte de sua personalidade: ela precisava "salvar" alguém. Por isso, quis de qualquer maneira se casar com Luís, o homem que ela percebeu que tinha tudo para dar a ela esse papel que sempre desempenhara. Ele era mimado, precisava de alguém que fizesse tudo por ele e tinha tendências infiéis... Perfeito!

Valéria fora a eleita para substituir sua mãe dentro de casa. Essa "promoção", segundo Norwood e os estudos do Complexo de Édipo desenvolvidos por Freud, afeta uma criança em diversos aspectos. Primeiramente, há a culpa.

A partir da teoria do Complexo de Édipo, acredita-se que toda criança, em alguma fase da vida, deseja que um dos pais se afaste, para poder ter o outro só para si. É o que acontece quando meninos pedem as mães em casamento de brincadeira, ou quando as meninas falam que queriam ser as esposas dos seus pais, em seus primeiros anos de vida. Mas quando isso realmente acontece, quando um dos pais se afasta, a criança fica se sentindo culpada por ter, mesmo que inconscientemente, desejado a ausência daquele progenitor. É como se Valéria se sentisse responsável por realmente ter tido o pai só para si. De certa forma, essas crianças buscarão o martírio, como se aquilo fosse um castigo pelo seu mau pensamento. Isso cria uma espécie de masoquismo, que fará a criança buscar, quando adulta, relacionamentos onde ela possa sofrer. E quanto mais ela sofrer, mais apaixonada ficará.

A segunda consequência, de acordo com a teoria, é que o ato de substituir a mãe também gera pensamentos (conscientes ou não) de estreitamento do desejo sexual entre pai e filha. Para evitar o tabu do incesto, a mente da criança se protege, fazendo com que qualquer estímulo sexual seja bloqueado. Assim, o cuidado excessivo fica sendo a única maneira segura que a mulher, quando adulta, encontra de demonstrar seu amor. No caso de Álvaro e da irmã mais velha de Zulmira, o incesto chegou de fato a acontecer. Os resultados psicológicos, nesse caso, são ainda piores. Tanto que, quando adulta, Zaíra procurou um marido que também a tratasse de maneira humilhante e dominadora. Já no caso de Zulmira, ser boa era a única saída para não ser molestada, por isso ela associava o amor a cuidar. Isso explica sua repugnância com relação ao sexo, que sempre fora visto como violência.

Mas, voltando ao caso de Valéria, seu estímulo para cuidar foi ainda mais desenvolvido. E então chegamos à terceira consequência desse amadurecimento antecipado: a crença de sua onipotência. Toda criança acredita que seus desejos e pensamentos são praticamente "mágicos". Que basta querer muito e as coisas irão acontecer. O período do Complexo de Édipo é uma fase importantíssima para a criança perceber que nem tudo que se quer, acontece. Mesmo que o menino deseje que o pai desapareça, ou que a menina deseje o afastamento da mãe, eles acabam vendo que não podem ter tudo. A mãe dirá ao filho que ele não pode se casar com ela, pois ela tem o papai. E o pai reagirá à brincadeira da filha lhe dizendo que ela não pode ser sua esposa, porque tem a mamãe. E que, um dia, ela encontrará um menino muito legal e, aí sim, poderá ser a esposa desse homem.

Mas, de acordo com Freud, no caso das crianças de famílias nas quais o pai ou a mãe ficaram ausentes e não houve ninguém que substituísse esses papéis na vida da criança, essa descoberta de que ela não é onipotente não é tão plena. No caso de Valéria, por exemplo, a mãe realmente se ausentou. Apesar de se sentir culpada, seu desejo inconsciente foi satisfeito. Isso cria a sensação de que, se ela for uma boa menina e cuidar de todos, ela terá sempre o que deseja. É um pensamento realmente infantil, quase o que contam para as crianças sobre o Papai Noel: seja uma boa menina e ganhará presente. É por isso que muitas mulheres acabam ficando com seus maridos problemáticos, com o eterno discurso de que "Ele vai mudar". Elas realmente acreditam que, se elas forem boas, amarem e cuidarem de seus maridos o máximo que puderem, seu amor irá mudar o comportamento deles, pois acreditam no poder mágico da sua força de vontade.

O mais curioso é que, como já foi dito, para algumas, a vontade não é de que o parceiro mude de fato o comportamento. Se o marido se tornasse alguém que dividisse os cuidados da casa, que não a traísse ou que dividisse o peso com ela, talvez ela até perderia o interesse, pois não teria mais alguém que pudesse desenvolver nela o papel que sempre representou. Obviamente são estudos psicológicos e cada caso é único, mas essas são as teorias que foram escritas sobre o vício em relacionamentos.

Na minha opinião, ninguém é totalmente seguro. Ser humano é ser incompleto. Mas isso é fato: por mais segura que uma mulher ou um homem pareça, ele nunca o é plenamente. Por mais que fale ou sinta segurança, há sempre uma rachadura aqui ou acolá, em lugares que talvez a pessoa nem saiba. Aquele evento na infância. Aquela mensagem que os pais, professores, a mídia ou um livro passaram. Aquilo que, de alguma forma, ficou grudado em algum lugar da sua cabeça.

Todos, no fim, temos estímulos que nos amedrontam. Toda mulher e todo homem tem um certo medo da solidão. Por mais certos e retos que forem nossos passos, pelo menos uma insegurança nós temos. Isso tudo faz com que enxerguemos no outro uma espécie de muleta, de apoio, ou corrimão. Estar com alguém, seja num relacionamento amoroso, familiar ou uma amizade, querer ter alguém ao lado para te confortar ou apoiar: isso já é, pensando cruamente, a insegurança e a necessidade do outro. Não quer dizer que todos nós sejamos MADAS em potencial, mas acredito que o ser humano, no geral, tem uma certa dependência a relacionamentos.

É só pararmos para pensar em quanto o isolamento afetou psicologicamente as pessoas. E enquanto analisava isso, veio instantaneamente na minha memória o filme *Náufrago*, no qual Tom Hanks faz o papel de um homem que fica sozinho numa ilha por quatro anos. O filme mostra com bastante eloquência as dificuldades que o personagem tem para conseguir comida, bebida, fogo e até se livrar de um dente cariado. Mas o que mais impressiona muitas pessoas ao ver o filme é a tentativa do personagem em buscar companhia, adotando como amigo uma bola de vôlei com uma mancha de sangue em formato de rosto e apelidando de Wilson. Quem vê o filme se identifica tanto com a necessidade de companhia do personagem que até se emociona quando a bola de vôlei acaba sendo perdida no meio do mar, numa tentativa de fuga da ilha.

Essa necessidade do outro (seja esse outro um pai, um namorado, marido, um parente, um amigo ou apenas um ser vivo) já mostra o quanto o ser humano foi feito para compartilhar experiências e se comunicar. Salvas exceções biológicas ou psicológicas que não tenho oportunidade de aprofundar por aqui, parece que todos nós, portanto, precisamos dessa comunicação. Somos seres sociais. Esse "precisar" já nos indica que é impossível alguém encher o peito e dizer "Sou totalmente seguro e não me importo em ficar sozinho".

Não, não somos. O afeto, a necessidade de uma identificação, seja ela de qualquer fonte, parece ser um dos combustíveis que nutre a alma humana.

A questão é que essa necessidade e essa insegurança inerentes, como tudo, têm seus limites. Quando a insegurança e a necessidade afetiva ultrapassam os limites do saudável, e o buraco no peito acaba ficando tão grande que a pessoa não consegue achar partes de si fora do vazio; quando o "precisar" do outro te faz ter atitudes que anulam a personalidade: aí estamos amando demais.

As mulheres deste livro (e outras que conheci no processo e sobre as quais não pude contar a história por aqui) viveram em cenários que fizeram com que suas dependências fossem maiores que da maioria, que sua autoestima fosse reduzida ou aniquilada. Mas quanto mais eu escrevia sobre elas, mais eu olhava para o resto do mundo. E mais eu via quanta gente poderia ser classificada como MADA. Nossa sociedade parece estar cheia de meios que fazem as pessoas terem cada vez mais dificuldade em gostarem de si mesmas.

As revistas que falam sobre dietas milagrosas ou exercícios para perder peso ou ganhar o corpo dos sonhos. As mídias que mostram cada dia mais que o conceito de "felicidade" é ter um relacionamento, que não existe "final feliz" para uma pessoa solteira. As redes sociais que jogam imagens de pessoas felizes e confiantes, em suas fotos e passeios, e que não combinam com a depressão daqueles que olham as fotos e pensam *Ah, essas pessoas, sim, são bonitas e felizes.* E essas últimas pessoas, aliás, também postarão fotos alegres que suscitarão o mesmo sentimento em outras.

Não há uma motivação real para fazer as pessoas se aceitarem na nossa sociedade. E o motivo é o óbvio: uma pessoa que é feliz com seu corpo não vai comprar nem a revista, nem a coca-diet, nem pagará a academia. Nosso sistema é feito da venda de coisas que preenchem nossas inseguranças. Por isso, você não verá muitas revistas falando "Ame-se como você é", porque se a pessoa realmente começasse a se amar, ela provavelmente leria isso uma vez e nunca mais precisaria comprar qualquer revista sobre esse tipo de assunto. Existe um movimento de autoaceitação sendo usado em algumas mídias e até em propagandas de produtos. Ainda assim, é de se pensar o quanto isso é verdadeiro ou apenas outra estratégia mercadológica para incentivar o uso dos mesmos produtos.

Mas, no caso das Mulheres que Amam Demais, a insegurança e a dependência são exacerbadas. Elas se sentirão feias e inadequadas, mesmo se estiverem idênticas à modelo da TV. Elas buscarão sempre a aprovação do outro, mais do que a maioria precisa, apesar do nível de necessidade de aprovação da maioria já estar grande.

"Você precisa fazer as coisas por você". Essa é a frase que muitas mulheres dependentes de relacionamentos escutam de muita gente. O que não sabemos é a dificuldade que elas enfrentam em entender o que isso significa. Os "saudáveis emocionalmente", ainda que tenham suas inseguranças, têm oportunidade de saber o que é desenvolver o sentimento de satisfazer suas vontades. A menina que cresceu sendo dona de casa, apanhando do pai alcoólatra ou cuidando de todos, menos de si, não sabe. Como alguém pode fazer as coisas para si, se nunca soube o que é isso? É como pedir para um cego falar qual tom de azul ele mais gosta.

Elas viveram em lugares onde o individualismo não existia. Uma conduta individual nunca foi incentivada. Elas precisavam fazer tudo pelo outro, até o ponto em que elas já não conseguem identificar o que querem. Elas acabam achando que querem o que o outro quer. Não conseguem dizer do que gostam, o que apreciam, o que as deixa felizes. Gostam do que o outro gosta. Das músicas que o pai ou o marido gosta, da comida, da visão política, da religião. Repetem frases deles como sendo verdade absoluta. Porque isso faz com que eles as valorizem. Elas acham que concordar com o outro faz com que esse outro as aprecie.

O que acontece, na verdade, é o contrário. O mundo percebe que elas não passam de meros espelhos, refletindo o que o outro diz. E espelhos são feitos de vidro, quebram com facilidade.

Talvez tudo na vida seja uma série de fatores que começaram há muito tempo. Talvez a criação dos nossos bisavós, tataravós, ou algo que lhes aconteceu influencie no que somos hoje.

Será que o pai de Zulmira teria tido todas as atitudes que teve se não tivesse tido também pais violentos? Ou se não tivesse perdido a primeira esposa? Ou todo aquele mal era intrínseco? Teriam as coisas sido diferentes se Margarida não tivesse fugido com o caminhoneiro deprimido, ou não tivesse aceitado as situações seguintes?

Tudo vira uma grande suposição. Não tem como saber como as coisas seriam, ou se seriam melhores. Elas apenas são. Como peças de dominó, colocadas de um jeito específico. Situações dos pais se repetem nos filhos, e a violência, dor ou até a alegria serão repetidas. A herança emocional continua empurrando as peças do dominó, mesmo que o desenho feito pelas peças já esteja enorme e cheio de braços.

Essas mulheres que amaram demais passam essa atitude para as filhas, que passarão para suas filhas, ou passarão aos filhos e criarão os parceiros perfeitos das MADAS, e cada uma delas vai encontrar o parceiro que dance a música com elas. Como diz Robin: cada mulher que ama demais encontra um homem que abusa demais. É uma linguagem sem som, uma comunicação surda que eles não percebem que fizeram, e eles já sabem que o relacionamento se baseará nesse esquema.

Mas, às vezes, uma peça de dominó ou outra é colocada um pouco antes, ou um pouco depois. Só um pouco. E a próxima peça não cai. Aquele braço inteiro de peças pode seguir rumos diferentes. Essa peça, colocada do jeito "errado", pode ser infeliz, justamente por estar do jeito errado. Pode passar por fases de incompreensão ou desespero, por se sentir errada. Mas, depois, verá que foi a única que não caiu.

E o ciclo pode ser quebrado.

Mas esse capítulo tem meu nome, e é justo que eu também conte um pouquinho sobre mim. Pelo menos sobre o que me levou a escrever esse livro.

Sempre fui feminista. Lembro que, quando pequena, a coisa que mais me revoltava era quando minha mãe, minha avó ou meu pai brigavam comigo e minha irmã por não termos lavado a louça ou ajudado nos serviços de casa. As frases que mais me enfureciam eram "Com duas meninas na casa, isso não devia estar bagunçado", ou "Tenho duas filhas, a louça devia estar lavada".

Lógico que não é certo, para ser humano nenhum, viver no meio de uma bagunça absurda (e eu assumo minha culpa), mas o que me revoltava era a citação de eu ser menina, e esse ser o motivo pelo qual eu devia fazer essas coisas.

Lembro de certa vez ter respondido de um jeito muito "feio" para uma garotinha, dizendo que não tinha sentido falar que as meninas deviam arrumar a casa, porque a única coisa que diferenciava os homens das mulheres eram os órgãos sexuais, e eu não usava "aquilo" para lavar louça.

Na adolescência e começo da vida adulta, me deparei com algumas situações que me fizeram pensar sobre relacionamentos e a forma como eles de desenvolviam. Uma amiga minha veio pedir conselhos, pois ela se sentia incapaz de ter uma atitude que contrariasse o namorado.

O namorado dessa mesma amiga terminou com ela pouco tempo depois, e ela entrou numa depressão fortíssima. No intuito de ajudar, sugeri que ela lesse o livro que a terapeuta da minha mãe passara para ela, quando minha mãe também enfrentava um término de namoro triste, o primeiro namoro que se arriscara a ter após o falecimento de meu pai. O livro era *Mulheres que Amam Demais*, e minha amiga não apenas o leu, mas procurou o grupo do MADA para se tratar.

Como agradecimento, ela me contava como estava melhorando, e alguns relatos das outras mulheres do grupo. Percebi que ali havia histórias de vida incríveis, que mereciam ser registradas.

Comecei a perceber, então, o quão rico poderiam ser os depoimentos dessas mulheres, e como uma reportagem sobre esse assunto poderia ajudar outras pessoas a enxergarem acolhimento e autoconhecimento. Minha veia feminista falou alto novamente, dizendo que isso poderia até fazer com que algumas mulheres notassem o quanto estavam sendo submissas, e ler a história de outras pessoas poderia ajudá-las a se libertarem.

A ideia começou a germinar em mim, até eu chegar à conclusão de que faria um livro-reportagem, para ter a liberdade de escrever de maneira mais profunda sobre os sentimentos e a história dessas mulheres.

Frequentar algumas reuniões do MADA e encontrar Zulmira, Valéria e Domênica, todas da mesma família e todas querendo registrar suas vidas num livro, foi pura sorte. Se é que isso existe.

Quis fazer algo individual e ao mesmo tempo conectado, pois todas as vidas se entrelaçam. O único capítulo a ter um nome masculino é o primeiro, de Álvaro, pois quis começar com a breve história de uma mulher anônima que, mesmo morrendo jovem, ainda assim cruzou o caminho de um homem violento e o fez sair pelas estradas, o que influenciaria a vida de muitas personagens. O livro, depois, mostra a história e o desenvolvimento da dependência em Margarida, Zulmira e Valéria, até finalizar com Domênica, uma mulher que, apesar de tudo, desviou seu caminho e não desenvolveu a dependência por pessoas. A ideia de me tornar um capítulo veio depois, quando quis acabar o livro com todas as análises e questionamentos que fiz durante todo o processo, além de registrar a experiência de escrever a obra.

Da minha parte, posso falar que estou feliz por muitos motivos. Principalmente por poder levar a história de mulheres como Zulmira, Valéria e Margarida para outras pessoas. Para que as mulheres possam ver que, mesmo com toda a dor emocional passada na infância, com todos os abusos e humilhações, tudo pode mudar se elas quebrarem o ciclo. Mesmo com toda a cadeia de sofrimento que a insegurança e o medo podem criar, isso não precisa ser eterno. Por isso também coloquei a história de Domênica, que, apesar de toda a criação puxando-a para seguir os passos da avó e da mãe, conseguiu encontrar os passos dela mesma e não ser uma MADA. E uma das principais chaves para isso foi a educação, a possibilidade de ser independente.

E você que adquiriu esse livro, saiba que 10% do valor dele é revertido para instituições que ajudam mulheres em situação de risco, que passaram ou passam por relacionamentos abusivos. O Brasil está entre os cinco países com mais feminicídio no mundo. Vamos dar as mãos, vamos lutar juntas, vamos apoiar umas às outras.

Vamos quebrar ciclos.

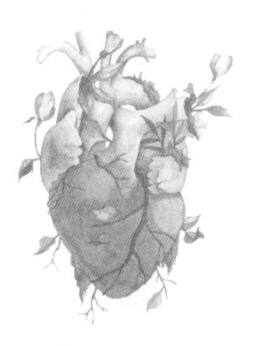

Posfácio

A escrita de "Amadas" foi finalizada em 2012, mas eu não poderia deixar você sem contar o que aconteceu com as mulheres desse livro e como elas estão atualmente – no caso, nesse ano de 2022, exatos 10 anos depois.

Valéria

Quando ela olhou aqueles olhos azuis, teve certeza: Luís voltara para ela! Eles eram inconfundíveis. Aquele azul profundo, os cabelos grisalhos branquinhos, o sorriso… Ele finalmente havia voltado e admitido seu amor para estar ao lado dela para sempre.

O real dono dos olhos e dos cabelos, na verdade, *dona*, era a enfermeira da casa de repouso onde Valéria agora estava.

A partir de 2012, a saúde e discernimento de Valéria foram decaindo. Em fevereiro de 2014, ela já não reconhecia o filho Fábio e estava tendo atitudes que não condiziam com sua personalidade. A família decidiu que seria melhor para ela ficar em uma casa de repouso, onde receberia cuidados médicos e acompanhamento durante 24h.

Mas a memória de Luís a acompanhava aonde fosse: Valéria tinha certeza que era ele que estava cuidando dela. Isso lhe trazia conforto, apesar de, às vezes, ela ter ataques de ansiedade por não entender por que Luís estava usando roupas femininas.

Valéria faleceu em maio de 2014, na casa de repouso, aos 89 anos.

Zulmira

— E quem se apaixonaria por mim? — era o que ela dizia quando comentavam sobre a possibilidade de ter outro relacionamento.

Por ironia do destino, o próprio Fábio resolveu criar um perfil de Zulmira em um site de relacionamentos. Ela ficou reticente no início, mas depois, com uma foto e um perfil falso, tomou coragem para conversar com alguns usuários. Um deles era Waldir, um senhor de ascendência russa – Zulmira conversou com ele em uma das redes, brigaram e ele a bloqueou. Mas ela o procurou em outra rede, com outro nome, e voltaram a conversar.

Quando marcaram de se ver pessoalmente, Zulmira apareceu e contou toda a verdade, já que mentira sobre a foto, a idade e até que ela era a mesma que ele havia bloqueado em outro perfil. Waldir ficou furioso, mas ainda assim continuou interessado nela. Eles começaram um namoro e, em 2013, Zulmira foi morar no Guarujá com "o russo", como ela o chamava carinhosamente.

Fábio pareceu não se importar, disse que Waldir tirara um peso da vida dele. Mas o que importava era a felicidade dela, e ela viveu um relacionamento muito bom, sendo amada e respeitada como devia.

Eu encontrei os dois em 2015, comemos pizza juntos na Vila Madalena, e devo dizer que Waldir conseguiu um lugar no meu coração. Um senhor muito simpático, um livro de história ambulante – me contou sobre guerras, histórias incríveis de sua família russa, conversamos sobre literatura... Fiquei muito tentada a escrever outro livro, dessa vez sobre ele, mas infelizmente não deu tempo: Waldir faleceu em 2016 devido a um derrame. Zulmira não estava lá no dia e a diarista o encontrou caído no chão de sua casa. Foi socorrido e chegou ao hospital, mas infelizmente não resistiu, falecendo aos 74 anos.

Zulmira esteve com ele por 3 anos e sentiu muito a perda do companheiro, talvez o primeiro que fez jus ao nome. Novamente sozinha, Zulmira não achou forças para continuar rompendo o ciclo de dependência – e foi assim que, em 2016, ela voltou a morar no mesmo terreno de Fábio, em São Paulo.

Mas houve uma evolução: durante o namoro com Waldir, Zulmira conseguiu considerar o divórcio. Porém, ainda faltava coragem para pedir o rompimento legalmente a Fábio. Waldir que fez esse movimento, mas Fábio não queria, pois se recusava a dividir os bens com a ex-mulher. Afinal, na cabeça dele, ele construíra tudo sozinho – o fato de Zulmira ter administrado a oficina, cuidado da casa e dos filhos não valia de nada pelo visto. Após muitas questões, eles se divorciaram com separação total, já que parecia ser a única maneira de Fábio aceitar.

Então, Zulmira estava novamente morando com o ex, mas definitivamente divorciada no papel. Ter conseguido isso e ter namorado outra pessoa foram grandes passos.

Em janeiro de 2019, Zulmira perdeu a mãe, Margarida – ela decaíra de saúde após a morte do filho Tuca, até que faleceu aos 91 anos, ainda na mesma casa que comprou contra a vontade de Armando.

Veio a pandemia e Fábio conheceu Olinda, uma senhora de Guaratinguetá, também através de sites de relacionamentos. Eles se casaram esse ano, não sem antes as filhas o convencerem a doar as propriedades para elas, para evitar que a nova namorada ficasse com tudo que era da mãe.

Atualmente, então, Zulmira mora na mesma casa que morou desde que se casou, no terreno onde vivia com os sogros. Fábio mora na parte de cima, na casa que antigamente era de Valéria. A nova esposa de Fábio fica na casa com ele, quando não viaja para ver a mãe idosa, e não parece se importar com o fato de Zulmira ainda estar por perto – Olinda também teve sua dose de relacionamentos abusivos e de submissão.

Agora, aos 72 anos, Zulmira diz que ainda sofre vendo Fábio com outra, mas não pensa em se mudar – não é uma situação plenamente resolvida. Domênica acredita que tanto a mãe quanto o pai ainda possuem uma simbiose que dificulta a separação: ele tendo o ego inflado por ainda vê-la por perto, e ela envolvida nessa situação dolorosa emocionalmente que, de acordo com a 13ª característica de Mada, evita que ela se concentre em si própria.

Porém, Zulmira está atualmente namorando outro senhor que também conheceu nas redes sociais. Ele não é exatamente alguém disponível para um relacionamento, pois também mora com a mulher ou ex-mulher – se ele é separado ou não é algo muito nebuloso para Zulmira.

Zulmira admite que o namoro atual não é algo exatamente saudável, porém não quer sair dele. E isso a lembrou da 15ª característica de Mada – não se interessar por homens gentis, disponíveis ou que gostem dela. Waldir, ela disse, parece ter sido uma exceção.

Mas o futuro está aí, e Zulmira acredita que pode se libertar, um passo de cada vez. Afinal, ela jamais imaginaria que conseguiria se divorciar e namorar novamente.

Domênica

— Você está indo muito para Brasília? — perguntei.

— Às vezes. Mas acho que ele que está vindo mais para cá — disse ela.

Domênica estava fazendo o mestrado quando contei sua história de superação em 2012. Terminou a dissertação e emendou o doutorado, ambos pela Universidade de São Paulo, a maior e mais disputada da América Latina.

Atualmente com 46 anos, já com o doutorado concluído, ela trabalha em um grande e renomado hospital de São Paulo. Continua casada com Bruno, que por sua vez recebeu uma proposta para um cargo de muito destaque em Brasília. O casal, então, fica um pouco nas duas cidades — Domênica continua não desistindo de seus projetos para seguir o marido, e isso só parece fortalecer o respeito e a união.

Domênica e Bruno não quiseram ter filhos, e isso pareceu ser um absurdo para muita gente.

— Meu pai não me perdoa até hoje — contou ela.

Fábio e Zulmira já são avós, pois a filha Fabiana teve um filho, um rapaz muito querido por todos. O neto de Zulmira, mesmo sendo tão novo, também já passou por suas histórias de superação: venceu um câncer e assumiu um relacionamento homoafetivo, tendo sido apoiado pela família e principalmente pela avó.

Mas mesmo já tendo um neto, Fábio não se conforma com o fato de Domênica não querer ter filhos. Para muitas pessoas, é algo esperado e quase obrigatório que mulheres queiram filhos, como se todas elas sonhassem em exercer a maternidade – e esse é mais um tabu da família que Domênica pareceu enfrentar e quebrar.

Zulmira disse que também gostaria de ter tido uma neta de Domênica, mas o motivo é outro: ela queria ver uma menina levando a força da superação que a filha conseguiu ter, a transformação que começou com Domênica continuar, para todas as futuras mulheres da família nascerem, enfim, livres da dependência emocional. De conseguirem identificar e sair de relacionamentos abusivos. Da independência prosseguir, ao invés dos traumas.

Mas Domênica acredita que há várias maneiras de isso se propagar, da força da superação ser transmitida, sem necessariamente ser através de mãe e filha.

Espero, de coração, que este livro seja uma delas.

©2022, Pri Primavera Editorial Ltda.

©2022, Fernanda Braite

Equipe editorial: Lourdes Magalhães, Larissa Caldin e Manu Dourado
Preparação: Larissa Caldin
Revisão de texto: Fabrícia Carpinelli
Capa: Nine Editorial
Diagramação: Manu Dourado

Dados Internacionais de Catalogação na Publicação (CIP)
Angélica Ilacqua CRB-8/7057

Braite, Fernanda
  Amadas / Fernanda Braite. — São Paulo : Primavera Editorial, 2022.
  280 p.

ISBN 978-85-5578-103-2

1. Mulheres maltratadas psicologicamente 2. Relação homem-mulher - Aspectos psicológicos I. Título

22-1566 CDD 306.872

Índices para catálogo sistemático:

1. Mulheres – Abuso psicológico

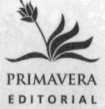

PRIMAVERA
EDITORIAL
Av. Queiroz Filho, 1560 - Torre Gaivota - Sala 109
05319-000 – São Paulo – SP
Telefone: (55 11) 3031-5957
www.primaveraeditorial.com
contato@primaveraeditorial.com